Yordania Velázquez
Miladys Orraca

Metodología para la atención integral a pacientes con genodermatosis

Yordania Velázquez
Miladys Orraca

Metodología para la atención integral a pacientes con genodermatosis

Metodología para la atención integral a pacientes con genodermatosis monogénicas más comunes

Editorial Académica Española

Imprint
Any brand names and product names mentioned in this book are subject to trademark, brand or patent protection and are trademarks or registered trademarks of their respective holders. The use of brand names, product names, common names, trade names, product descriptions etc. even without a particular marking in this work is in no way to be construed to mean that such names may be regarded as unrestricted in respect of trademark and brand protection legislation and could thus be used by anyone.

Cover image: www.ingimage.com

Publisher:
Editorial Académica Española
is a trademark of
Dodo Books Indian Ocean Ltd. and OmniScriptum S.R.L publishing group

120 High Road, East Finchley, London, N2 9ED, United Kingdom
Str. Armeneasca 28/1, office 1, Chisinau MD-2012, Republic of Moldova, Europe
Managing Directors: Ieva Konstantinova, Victoria Ursu
info@omniscriptum.com

Printed at: see last page
ISBN: 978-620-2-16383-5

AGRADECIMIENTOS

A mi familia, en especial mi hijo Eldir Junior y mis padres Oneyda Avila y Pablo Velázquez, quienes me han ofrecido su apoyo incondicional.

A mi tutora Dra.C. Miladys Orraca Castillo, por haberme brindado sus conocimientos y experiencias.

Al grupo de expertos que colaboraron y realizaron aportes significativos para el estudio.

A los miembros de la Comisión de Grados Científicos en la provincia de Santiago de Cuba, quienes con amor ayudan y alientan a los que se adentran en el campo de la investigación científica.

Al equipo de investigadores que me acompañó, en especial a las Dra. Carmen Rosa Rodríguez Valenciano, Dra. Maritza Morales Solís y la Dra. Teresa Rodríguez Torres, por confiar en realizar este estudio que representaba un gran reto.

Al Hospital Pediátrico Provincial Docente "Mártires de Las Tunas", el Departamento Provincial de Genética Médica de Las Tunas, la Universidad de Ciencias Médicas de Las Tunas, Grupo provincial de Dermatología de Las Tunas, la Sociedad Cubana de Dermatología, los capítulos provinciales en Las Tunas de las Sociedades Cubanas de Dermatología, Genética Médica Clínica y Pediatría, por su apoyo para el desarrollo de la investigación.

De forma especial, a todos los pacientes y sus familias, que pusieron sus confianza y esperanza en mi equipo de investigación.

A todas las personas que de una forma u otra colaboraron para la realización de la investigación.

DEDICATORIA

A mi madre, Oneyda Avila Pérez, por su apoyo y guía.

SÍNTESIS

Se realiza una investigación de innovación y desarrollo, cualitativa y cuantitativa, con el objetivo de elaborar una metodología, que incluya la protocolización del diagnóstico, tratamiento, prevención y seguimiento para los pacientes cubanos con genodermatosis. El estudio estuvo dividido en diferentes etapas. Partiendo de la revisión bibliográfica para el análisis del tema y la caracterización de las genodermatosis en Las Tunas; que permitió conocer las genodermatosis monogénicas más comunes. Para la elaboración y validación se aplicó la variante Delphi del método de expertos, diseñándose protocolos de diagnóstico, tratamiento y prevención para los tres niveles de atención, y un algoritmo de seguimiento de estos pacientes. Para implementar la metodología se impartieron cursos y talleres, y se diseñó "Genodermatología", una aplicación androide. Para evaluar la metodología se realizó un estudio de intervención cuasi-experimental, modalidad antes-después. La aplicación de la metodología fue satisfactoria lo cual fue demostrado a través del uso de indicadores estadísticos. La metodología permite mejorar la atención de los pacientes con genodermatosis facilitando el diagnóstico, un tratamiento más adecuado, su prevención, disminución de complicaciones y mejora la calidad de vida.

Palabras claves: genodermatosis; enfermedades cutáneas genéticas; genética médica; neurofibromatosis; síndrome de Legius; ictiosis; síndrome de Ehlers Danlos; xerodermia pigmentosa; metodología.

NOMENCLATURAS UTILIZADAS

A

AC	Aplasia cutánea
AD	Herencia autosómica dominante
ADN	Ácido desoxirribonucleico
AOC	Síndrome de albinismo oculocutáneo
APF	Antecedentes patológicos familiares
APP	Antecedentes patológicos personales
AR	Herencia autosómica recesiva
ARN	Ácido ribonucleico

C

CGCVD	Cuestionario general de calidad de vida en dermatología
CNGM	Centro Nacional de Genética Médica

D

DAC	Daño actínico crónico
DEH	Displasia ectodérmica hipohidrótica
DMGM	Departamento Municipal de Genética Médica
DPGM	Departamento Provincial de Genética Médica

E

EA	Epidermólisis ampollar
ED	Síndrome de Ehlers Danlos

G

GARD	Centro de información de enfermedades genéticas y raras

H

HC	Historia clínica

HLA   Hipermelanosis nevoide lineal arremolinada

I

IgA   Inmunoglobulina A

IKBKG   *Inhibitor of kappa polypeptide gene enhancer in B cells kinase gamma*

IL   Ictiosis laminar

IV   Ictiosis vulgar

K

KTW   Síndrome de Klippel trenaunay Weber

M

MCCL   Manchas café con leche

N

NEMO   *Nuclear factor-kappa B essential modulator*

NF1   Neurofibromatosis tipo 1

NFS   Neurofibromatosis segmentaria

O

OMIM   Base de dato internacional: Manual de genes humanos, enfermedades y rasgos, y relación de locus conocidos.

OMS   Organización Mundial de la Salud

ORPHANET   Portal de información de enfermedades raras y medicamentos huérfanos

P

PM   Poroqueratosis de Mibelli

PNG   Programa Nacional de Genética

PRP   *Pitiriasis rubra pilaris*

Q

    QPP   Queratodermia palmoplantar

R

    RMN   Resonancia magnética nuclear

S

    S.CBC   Síndrome de carcinoma basocelular

    S. Legius   Síndrome de Legius

T

    TAC   Tomografía axial computarizada

U

    UVA   Luz ultravioleta tipo A

    UVB   Luz ultravioleta tipo B

    UVC   Luz ultravioleta tipo C

W

    W-I   Síndrome de Waardenburg tipo I

INTRODUCCIÓN

La genética médica en el mundo ubica sus primeros pasos en 1865, fecha en que Gregor Mendel publicó su trabajo, [1] sin embargo, observaciones sobre la herencia biológica en humanos habían sido realizadas desde el siglo XVII. En 1953 aparece el modelo molecular del ADN (ácido desoxirribonucleico) propuesto por Watson y Crick. [2] En 1956 se reporta de manera correcta el número exacto de cromosomas en el ser humano. [1]

Según la Organización Mundial de la Salud (OMS), las enfermedades raras son aquellas que afectan a menos de cinco personas por cada 10,000 habitantes, ensu mayoría de origen genético, [3] y *Online Mendelian Inheritance in Man* (OMIM), estima que existen alrededor de 10,000 entidades genéticas que afectan al 7% de la población mundial. [4, 5] Las enfermedades genéticas y defectos congénitos son causa de alrededor del 25 % de los ingresos en hospitales pediátricos; entre ellas las que afectan la piel y sus anexos representan del 15- 20% de los casos, debido a su frecuencia de expresión. [6]

Las genodermatosis son enfermedades de origen genético cuya expresión fenotípica en la piel y sus anejos, constituye su manifestación clínica principal o diagnóstica. Constituyen un grupo de afecciones heterogéneas que tienen en común, mecanismos vinculados a los genes. En su mayoría son monogénicas, pero pueden ser poligénicas o por alteraciones cromosómicas. [7]

Es difícil reunir datos precisos sobre la prevalencia de las genodermatosis (sobre todo en los países en desarrollo), debido a la gran diversidad de enfermedades que conforman este grupo y a que muchos casos no llegan a diagnosticarse. En las más estudiadas, los resultados difieren de un país a otro. No obstante, se ha reportado la prevalencia e incidencia para algunas genodermatosis, como el síndrome de Ehlers Danlos clásico (ED) con 1:5,000 habitantes,[8] la enfermedad de Hailey-Hailey con 1:40,000 habitantes;[9] y el xeroderma pigmentoso (XP) con 1:250,000 habitantes.[10] A nivel mundial, la incidencia de: neurofibromatosis tipo 1 (NF1) de 1:3,000-4,000 nacidos vivos,[11] la ictiosis según forma clínica varía de 1:2,000-300,000 nacimientos,[12] la mastocitos cutánea con 2:300,000 nacimientos,[13] la hipomelanosis de Ito con 1:10,000 nacidos vivos;[14] la displasia ectodérmica con 7:10,000 nacimientos[15] la incontinencia *pigmenti* con 1:40,000-50,000 nacimientos,[16,17] la esclerosis tuberosa con 1:5,000-10,000 nacidos vivos[18] el síndrome de Noonan con 1:1,000-2,500 nacimientos[19] la epidermólisis ampollar (EA) con 1:500,000 nacidos vivos.[20] Esto permite deducir que aunque las estadísticas relacionadas con las mismas no se refleja en los anuarios estadísticos, de forma que se pueda tener una idea precisa de la incidencia y prevalencia de estos padecimientos, se puede inferir aproximadamente la presencia de estas enfermedades dentro de la población, fundamentalmente la pediátrica.

En Cuba estas enfermedades no se recogen en el Anuario estadístico de Salud, y se han realizado pocos estudios relacionados con las genodermatosis. Se pueden citar algunos autores como Dorticós, que realizó un estudio de caracterización en 10 hospitales de La Habana, en el periodo comprendido desde 1980 hasta 1986, en el que predominaron las ictiosis (37.7%) y las NF1 (18.8%).[21] Otro estudio corresponde a Campo Díaz, quien publicó una caracterización del ED tipo III (actualmente conocido como ED vascular), realizado en la provincia de Pinar del Río, desde 2010 a 2011, donde el 100% presentó afectación cutánea, y se encontraron trastornos hemostáticos en el 59.3%.[22] También en Pinar del Río,

Orraca realizó una caracterización epidemiológica, clínica y genética de la NF1, donde la prevalencia fue de 1:1,141 en edad pediátrica, resultado que estuvo por encima de las tasas internacionales descritas para esta enfermedad.[23] Más recientemente, en el municipio pinareño de San Juan y Martínez, se realizó un estudio observacional, realizado por Sánchez en el periodo 2018-2019, en el que predominó la presencia de ictiosis (27.5%), EA (25%), NF1 (20%) y mastocitosis (7.5%).[6]

Las genodermatosis, consideradas raras de forma individual, en su conjunto representan un número importante de pacientes que precisan de la atención multidisciplinaria de dermatólogos, genetistas, pediatras y otras especialidades afines, según la afectación que presente cada paciente.[24]

En relación al diagnóstico, algunas cuentan con criterios diagnósticos como ocurre con la NF1, el síndrome de LEOPARD, ED, incontinencia *pigmenti*, esclerosis tuberosa;[7,25] en otras el estudio histopatológico corrobora el diagnóstico como la ictiosis, la enfermedad de Darier, EA, la mastocitosis;[7] y en otras los estudios complementarios no son concluyentes, como ocurre en el XP, en Cuba, para su diagnóstico se utiliza el estudio histopatológico, el cual no es concluyente propiamente de esta enfermedad, y el estudio genético denominado ensayo Cometa en linfocitos aislados a partir de sangre periférica para la evaluación de la capacidad de reparación del ADN ante el daño inducido por luz ultravioleta (UV), no tiene especificidad absoluta para XP.[26] De forma general no se cuenta con pruebas genéticas para la pesquisa de estas afecciones.

Las enfermedades genéticas y defectos congénitos generalmente estigmatizan al individuo de alguna manera, bien por la necesidad de atención médica continua, por la necesidad de acciones educativas especiales debido a la presencia de limitaciones, o incluso porque disminuyen las capacidades de reproducción del individuo e interfieren en las aspiraciones de lograr la descendencia deseada.[27]

La calidad de vida de los pacientes con genodermatosis se afecta extraordinariamente. Las lesiones resultan tan visibles que la población suele rechazarlos, lo que trae consigo el aislamiento. En algunos pacientes, la evolución y el pronóstico es fatal, pero la mayoría evoluciona hacia la invalidez crónica.[28]

Desde el año 1963, la OMS instó a los estados miembros a considerar la posibilidad de adoptar el control y prevención de las enfermedades genéticas.[29]

En los países desarrollados existen numerosas fundaciones para la atención de algunas enfermedades genéticas, pero falta la visión integradora de involucrar todos los niveles de atención de salud. A partir del año 1980, el Sistema Nacional de Salud de Cuba implementó el Programa Nacional de Diagnóstico, Atención y Prevención de Enfermedades Genéticas y Defectos Congénitos,[1] el cual será identificado en lo adelante como PNG (Programa Nacional de Genética).

En Las Tunas, el PNG se implementó en 1989. En 2010 se crea la consulta provincial especializada multidisciplinaria de atención a pacientes con genodermatosis (llevada a cabo por los especialistas en genética médica clínica y dermatología como especialidades básicas de la consulta, apoyada por otras especialidades como psicología, inmunología, pediatría, epidemiología y otras especialidades involucradas de acuerdo con la afectación que presenten los pacientes), con una frecuencia quincenal. En un estudio realizado en 2015, se evidenció que de las enfermedades genéticas atendidas en el Departamento Provincial de Genética Médica (DPGM), el 85% se diagnostican en edades pediátricas y el 22.22% corresponde a enfermedades genéticas dermatológicas.[30]

Los resultados observados desde 2010 a 2012 mostraron que las genodermatosis más representadas fueron la ictiosis (16.7%), las mastocitosis (11.7%) y las NF1 (8.3%); los más afectados fueron los menores de12 años (61.6%).[31]

Este PNG está fortalecido y sustentado por una red de centros de genética, que incluye Departamentos municipales de Genética Médica (DMGM), DPGM y el Centro Nacional de Genética Médica (CNGM).[32] El programa cuenta además con un Manual de Normas y Procedimientos sobre los servicios de genética médica en Cuba, que regula la pesquisa masiva de algunas enfermedades genéticas con estudios especializados;[33] sin embargo, entre las genodermatosis que se pueden diagnosticar en Cuba mediante estudios genéticos solo se encuentran el XP mediante el ensayo Cometa,[26] la NF1 mediante método indirecto utilizando cinco marcadores (IVS27AAAT2.1, IVS38GT53.0, IV27AC28.4, Mfd15 y un polimorfismo de longitud de fragmento de restricción Rsa I NF1 exón 5)[23] y la enfermedad de Von Hippel-Lindau mediante análisis de polimorfismo conformacional de simple cadena de ADN (SSCP) de los tres axones del gen seguido por secuenciación,[34] y estudios cromosómicos para el diagnóstico de genodermatosis comosómicas.[33]

El PNG cuenta con un gran grupo de especialistas y másteres en genética clínica que, tanto para el diagnóstico como el seguimiento de los pacientes, realizan intercambios con otras especialidades en la consulta de los DPG (nivel secundario de Salud), según las afectaciones que presente el paciente.[33]

El PNG establece que el médico de familia debe ser capaz de identificar en su área de atención a toda persona o familia con criterio de ser estudiado por sospecha de una enfermedad genética,[33] sin embargo, en el programa de formación del médico general básico [35, 36] y el especialista en medicina general integral,[37] no están incluido el estudio de las genodermatosis, lo que contribuye a un desconocimiento respecto a estas enfermedades.

Es en el programa de formación del especialista en dermatología que se estudian las genodermatosis,[38] aunque en la práctica médica la atención de las mismas no está basado en un consenso científico, sino en el conocimiento y experiencia del especialista.

No se encontraron en la literatura internacional, ni cubana, metodologías para la atención de los pacientes con genodermatosis.

Se encontraron algoritmo diagnóstico de epidermólisis ampollar,[39] guías clínicas para el diagnóstico, tratamiento y seguimiento de las Mastocitosis,[40] guía de práctica clínica de diagnóstico y tratamiento del síndrome de Noonan[41] y protocolos diagnósticos y terapéuticos de enfermedades como: NF1,[42] complejo esclerosis tuberosa[43] y síndrome de Sturge Weber,[44] que tuvieron como elemento común su enfoque en una enfermedad específica, el abordaje desde asociaciones y consultas especializadas de la atención secundaria en centros de referencia, la atención multidisciplinaria donde se imbrica la atención dermatológica y genética.

Abordan el tipo de herencia y le dan gran importancia al diagnóstico genético mediante estudios moleculares y de secuenciación, sin embargo, no hacen referencia al componente preventivo, al uso del árbol genealógico, ni al asesoramiento genético. No abordan el estudio a la familia, dándole un enfoque que se centra en la atención del enfermo, careciendo del componente preventivo epidemiológico, y no se hace referencia al apoyo psicológico que necesitan tanto el enfermo como su familia.

En relación al PNG, en un artículo publicado por Marcheco y colaboradores, evaluando los principales resultados e impacto del PNG, en 35 años (1980-2014) se exponen los resultados referentes a la detección de defectos congénitos mediante la cuantificación de alfafetoproteína en suero materno (Sistema Ultra Micro Analítico), prevención de la anemia por hematíes falciformes mediante detección de portadoras y diagnóstico prenatal, detección de defectos congénitos por ultrasonido, diagnóstico prenatal de anomalías cromosómicas en gestantes con riesgo incrementado para estas enfermedades, pesquisa neonatal de fenilcetonuria, y se concluyó que la prevención de los defectos congénitos tiene un impacto directo en la reducción de la tasa de mortalidad infantil y la tasa de discapacidades.[45] No se abordan enfermedades para las cuales no se encuentran disponibles estudios genéticos moleculares, como las genodermatosis.

Justificación de la investigación: Los estudios realizados sobre estas enfermedades en Cuba son escasos, y a pesar de contar con un Programa Nacional de Diagnóstico, Atención y Prevención de Enfermedades Genéticas y Defectos Congénitos no se conoce con certeza la magnitud real de la incidencia y prevalencia de las mismas; la preparación del médico general básico en cuanto al diagnóstico, tratamiento, seguimiento y prevención es prácticamente nulo, lo que condiciona el diagnostico demorado y la falta de prevención de estas afecciones.

En relación a las genodermatosis hay que considerar que se necesita una metodología que permita acciones diagnósticas, terapéuticas y preventivas a desarrollar en la atención de estos pacientes.

Problema científico: A pesar de contar con el PNG en Cuba; en relación a las genodermatosis, se necesita de una metodología que permita acciones diagnósticas, terapéuticas y preventivas a desarrollar en la atención de estos pacientes.

Objeto de estudio: Pacientes y familias con riesgo genético de afectación con genodermatosis.

Objetivo general: Elaborar una metodología, que incluya la protocolización del diagnóstico, tratamiento, prevención y algoritmo de seguimiento para la atención de los pacientes cubanos con genodermatosis.

Objetivos específicos:

- Caracterización de las genodermatosis durante el periodo 1989-2018.

- Elaboración, implementación y evaluación de la metodología.

Hipótesis: La aplicación de una metodología que protocolice el diagnóstico, tratamiento, prevención y un algoritmo de seguimiento, en todos los niveles de atención, a los pacientes con genodermatosis en la población cubana, permitirá facilitar el diagnóstico, un tratamiento más adecuado, su prevención, disminución de complicaciones y mejorar la calidad de vida.

Métodos de estudio: Sustentar la metodología para la atención integral a pacientes con genodermatosis, requirió la utilización de un modelo teórico basado en métodos de la investigación.

Histórico-lógico para conocer el proceso de atención médica al paciente con genodermatosis, sus antecedentes y el estado actual.

Analítico-sintético para la crítica de las fuentes, buscar relaciones, análisis de los resultados y sacar conclusiones que faciliten realizar acciones en el diagnóstico, tratamiento y prevención.

Hipotético-deductivo para elaborar la hipótesis y a partir de ella, inferir los resultados a que se llegan en la investigación.

Comparativo para establecer las analogías y diferencias de los pacientes atendidos con genodermatosis antes y después de implementar la metodología.

Sistémico estructural para determinar los elementos integradores, sus relaciones funcionales, propiedades y jerarquización para modelar y describir la concepción teórica de la metodología.

Los métodos empíricos, mediante la observación, para la obtención de la información primaria acerca de los pacientes y el proceso de asistencia médica; la medición de variables de los casos atendidos, la revisión de documentos como historias clínicas y registros del DPGM para obtener valores sobre las cualidades del objeto de estudio y procesar los datos obtenidos a través de métodos estadísticos; y el cuasi-experimento (antes-después) sin grupo control, para evaluar la efectividad de la metodología.

Criterio de expertos por el método Delphi para lograr consenso con un grupo de expertos especialistas de reconocido prestigio y experiencia en la atención de estos pacientes fundamentalmente de las especialidades de dermatología, genética médica clínica y pediatría.

El método clínico como método científico aplicado a la práctica clínica para la adquisición de habilidades en las prácticas médica, como fórmula indiscutible para el diagnóstico, prevención de enfermedades y la atención al paciente.

El método epidemiológico para la prevención de la transmisión genética de estas enfermedades a futuras generaciones.

Novedad científica: El uso de esta metodología, elaborada con el consenso de expertos de reconocido prestigio en el tema, que incluye la protocolización del diagnóstico, tratamiento y algoritmo de seguimiento, en todos los niveles de atención, para la atención integral de los pacientes con genodermatosis en la población cubana.

Aporte: Establecimiento de una metodología, factible de aplicar en todos los niveles del Sistema Nacional de Salud mediante la superación adecuada de los recursos humanos, que protocoliza el diagnóstico, tratamiento y prevención, e incluye un algoritmo de seguimiento, en todos los niveles de atención, para la atención integral de los pacientes con genodermatosis en la población cubana y elevando su calidad de vida.

Estructura de la tesis

La tesis ha sido estructurada en tres capítulos:

En el capítulo 1 se abordan los fundamentos teóricos sobre las genodermatosis monogénicas más comunes y el proceso de atención de estos pacientes.

En el capítulo 2 se aborda el diseño metodológico de la investigación, siendo cualitativa y cuantitativa, de innovación y desarrollo, con la finalidad de elaborar una metodología, utilizando el método Delphi. Se exponen los componentes de la metodología, su implementación y evaluación.

En el capítulo 3 se analizan los resultados de la investigación, partiendo de la caracterización de los pacientes con genodermatosis monogénicas en Las Tunas, el análisis de la elaboración de la metodología mediante el método Delphi, la implementación y la evaluación de la metodología, profundizándose en indicadores estadísticos como tasas de incidencia y prevalencia de las genodermatosis en Las Tunas, y la evaluación de la calidad de vida.

CAPÍTULO 1: FUNDAMENTOS TEÓRICOS SOBRE LAS GENODERMATOSIS MONOGÉNICAS MÁS COMUNES Y EL PROCESO DE ATENCIÓN DE ESTOS PACIENTES

CAPÍTULO 1: FUNDAMENTOS TEÓRICOS SOBRE LAS GENODERMATOSIS MONOGÉNICAS MÁS COMUNES Y EL PROCESO DE ATENCIÓN DE ESTOS PACIENTES

En este capítulo se analizan las bases teóricas que sustentan la metodología, partiendo de los antecedentes teóricos de las generalidades de las enfermedades genéticas, y particularmente las genodermatosis monogénicas, haciendo énfasis en las más comunes, que son las que se estudian en la presente investigación, y se realiza el análisis del proceso de atención de estos pacientes.

A lo largo de cualquier investigación científica, los métodos empíricos y teóricos están dialécticamente relacionados; los primeros participan en el descubrimiento y acumulación de hechos y en la verificación de hipótesis, pero no son suficientes para poder profundizar en las relaciones esenciales de los fenómenos. Los métodos teóricos permiten revelar las relaciones esenciales del objeto de investigación no observables directamente, cumpliendo así una función gnoseológica importante al posibilitar la interpretación conceptual de los datos empíricos encontrados, la construcción y desarrollo de teorías, creando las condiciones para la caracterización de los fenómenos.[46]

1.1 Generalidades de las enfermedades genéticas, el origen genético de las enfermedades dermatológicas, y particularmente las genodermatosis monogénicas

Para comenzar a entender qué son las genodermatosis y cómo se expresan, se considera importante tener en cuenta algunos conceptos.

ADN: Material genético en el que residen los genes portadores de la información para la transmisión de los caracteres hereditarios.[47]

Gen: Puede ser definido como la secuencia de ADN cromosómico necesaria para producir un producto final funcional, es decir, una cadena de polipéptido o una molécula de ácido ribonucleico (ARN) funcionante.[47]

Genotipo: Tipo de alelo correspondiente a un gen preciso en un locus determinado; por extensión, secuencia completa o no, del material genético de un individuo.[48]

Fenotipo: Características identificables de un organismo (a menudo marcadores de diferenciación), a escala macroscópica, microscópica o molecular (salvo los ácidos nucleicos).[48]

Penetrancia: Porcentaje de individuos portadores del gen que tendrán las manifestaciones fenotípicas.[48]

Expresividad: Se utiliza para referirse al grado de severidad que se puede identificar en un fenotipo para una mutación específica.[49]

Herencia: Es la transmisión de unas determinadas características entre individuos, de una generación a otra.[49]

<u>Herencias mendelianas</u>

Autosómicas: Es la herencia que se transmite en genes que se encuentran en los autosomas o cromosomas no sexuales.[49]

Herencia autosómica dominante (AD): Para que se califique a un alelo como dominante basta una sola copia del gen anormal para que el individuo resulte afectado.[47] Con transmisión vertical. Todo individuo afectado tiene un progenitor afectado. No hay portadores sanos (aunque si modificaciones de la expresión). Afecta a ambos sexos por igual, el individuo sano es genotípicamente homocigoto recesivo. Un enfermo tendrá un 50% de hijos afectados y un 50% de hijos sanos.

Los hijos sanos de un afectado sólo tendrán hijos sanos.[49] Ejemplo de dermatosis con herencia AD son: Esclerosis tuberosa, NF1, ictiosis vulgar (IV), EA simple, enfermedad de Darier, síndrome de Noonan.

Herencia autosómica recesiva (AR): Un individuo solo puede ser enfermo si ha heredado dos alelos enfermos. Con transmisión horizontal, en la que padres sanos pueden tener hijos enfermos. Un progenitor enfermo tiene hijos sanos, a no ser que el otro progenitor también sea portador. La consanguinidad favorece la reunión en un individuo de genes recesivos.[49] Ejemplo de dermatosis con herencia AR son: Ictiosis laminar, EA de unión, el síndrome de Netherton.

Herencia ligada al sexo: Es la herencia que se transmite en genes que se localizan en los cromosomas sexuales (X o Y).[50]

La herencia ligada al cromosoma X: Surge cuando el *locus* en cuestión reside en el cromosoma X.[50]

X recesiva (XR): Todas las hijas de un varón enfermo serán portadoras sanas. Solo los varones la expresan fenotípicamente, aunque no se transmite nunca de padre enfermo a hijo varón enfermo (ya que el padre sólo transmite su cromosoma Y a los hijos varones).[50] Ejemplo de dermatosis con herencia XR son: Ictiosis recesiva ligada al X, síndrome ictiosis folicular-atriquia- fotofobia, síndrome de Rud, displasia ectodérmica variante síndrome de Chris-Siemens- Touraine.

X dominante (XD): Pueden existir mujeres afectadas, aunque la gravedad de la afectación suele ser menor que en los varones afectados. Esto se explica debido al fenómeno de Lyon o inactivación de un cromosoma X en las mujeres. En cada célula XX uno de los dos cromosomas X está inactivado, esta inactivación es independiente para cada célula y clásicamente se ha definido como aleatoria.[50]

Ejemplo de dermatosis con herencia XD son: Síndrome de Child, síndrome de Goltz (hipoplasia cutánea localizada), la incontinencia *pigmenti*.

Herencia ligada al cromosoma Y: Existen pocos rasgos ligados al Y, que presentan sólo una transmisión de varón a varón y únicamente se ven afectados los varones.[49] El ejemplo clásico de este tipo de herencia es la "oreja velluda" que se transmite del padre a su hijo varón.

Mutación: Se define como cualquier cambio permanente en el ADN, por alterarse la secuencia de nucleótidos o por reordenaciones del ADN en el genoma.[51]

En un sentido amplio, la mayoría de las enfermedades dermatológicas tienen un origen genético, desde la psoriasis hasta el melanoma; en todos los casos existe una predisposición genética a padecer enfermedades cutáneas,[52] por otra parte, se ha planteado que la respuesta inmunológica del individuo ante procesos infecciosos como la lepra, está modulada también por el fenómeno epigenético[53] (puente que une a los factores genéticos y ambientales que intervienen en la patogenia de las enfermedades multifactoriales).[54]

Cuando se habla de genodermatosis monogénicas mendelianas, se refiere a condiciones de la piel y sus anexos, en los cuales las anomalías genéticas debida a mutaciones en un gen específico conllevan a fenotipos clínicos, con o sin asociaciones sistémicas encontradas;[55] tienen como elemento común que todas se transmiten de un individuo a otro en su descendencia cumpliendo los patrones de herencia mendeliana, sin mediar factores ambientales.[7]

En los últimos años, gracias a los progresos en la genética molecular, se han identificado muchos genes implicados en las enfermedades genéticas.[47] Nuevos genes mutados están siendo descubiertos rápidamente y permite más diagnósticos definitivos en muchas de estas condiciones, sin embargo, el reconocimiento de rasgos que sobresalen y el examen físico permite estudios genéticos más dirigidos.[55]

1.2 Genodermatosis monogénicas más comunes

Sería muy complejo tratar de abordar todas las enfermedades que integran este grupo tan heterogéneo. Es interés de esta investigación profundizar en las genodermatosis monogénicas más comunes.

ICTIOSIS

El término ictiosis deriva del griego *"ichtlys"*, que significa piel que toma la apariencia de escamas de pescado, haciendo referencia a la piel xerodérmica;[56] se refiere a un grupo de padecimientos predominantemente cutáneos que tienen en común el desarrollo de alteraciones en la cornificación.[57]

Se acepta universalmente que la primera alusión a la enfermedad aparece en el Avicena con el nombre de *albarras nigra*. En la historia de las ictiosis existe un componente mágico que enlaza las leyendas de tritones, sirenas y nereidas, con los hombres peces y con el mar. El primer texto de dermatología para discutir estos problemas fue el de Willan, en 1808; un siglo después, un número de alteraciones fue descrito con una nomenclatura compleja y a veces confusa.[56] En el año 2009 un grupo de expertos desarrolló una nueva clasificación de consenso basada principalmente en las características clínicas, en los aspectos fisiopatológicos y moleculares descubiertos hasta el momento, lo que ha permitido facilitar la comprensión de la enfermedad y el estudio de los pacientes.[58] Esta clasificación identifica 36 tipos de ictiosis, las cuales se dividen en subgrupos de acuerdo a la presencia o no de compromiso extracutáneo, frecuencia de la enfermedad y patrón de herencia.[59] Las no sindrómicas (que cursan con manifestaciones cutáneas solamente) y las sindrómicas (que se presentan con manifestaciones en otros órganos).[60] Entre las formas no sindrómicas, se han identificado cuatro grupos: Ictiosis comunes, ictiosis AR congénita (ARCI, por sus siglas en inglés), ictiosis queratinopática y otras ictiosis menos comunes.[61]

La IV es una genodermatosis AD, puede ser congénita o comenzar en los primeros meses de vida, con escamas finas y adherentes que respetan los pliegues de flexión.[12] Se considera la más frecuente de todas las ictiosis; se observa en 1:300 personas.[54] Es causada por una mutación con pérdida de la función del gen filagrina en el *locus* 1q21.3, resultando en una disfunción de la barrera epidérmica.[61]

Comienza a manifestarse meses o años después del nacimiento, con promedio entre uno y cinco años. Afecta por igual a ambos sexos, con tendencia a mejorar en la pubertad. Es frecuente la historia familiar de piel seca. Las lesiones escamosas finas y blancas se sitúan fundamentalmente en el tronco y las extremidades, con predilección por los miembros inferiores, donde las escamas son grandes, muy secas y ásperas. Las plantas y palmas están engrosadas y secas, los surcos palmares están acentuados, y la hiperqueratosis simula una piel arrugada. Las superficies de flexión están siempre respetadas. Estos síntomas se exacerban en el frío y en tiempos secos; pueden presentarse fisuras en la punta de los dedos.[55]

Datos histopatológicos: Se observan hiperqueratosis ortoqueratósica leve y a menudo, aunque no siempre, disminución del estrato granuloso. El 30-50% de los afectados no presentan estrato granuloso, ni gránulos de queratohialina en la observación al microscopio electrónico, mientras que otros presentan anomalías de los gránulos de queratohialina. En la mayoría de los pacientes, el estudio inmunohistoquímico pone de manifiesto disminución o ausencia de tinción de filagrina.[62]

La terapia es similar a la de la dermatitis atópica, con una capa de emolientes y agentes limpiadores.[7]

De manera tradicional, el grupo de ARCI se ha dividido en dos trastornos: Ictiosis laminar y eritrodermia ictiosiforme congénita.[60] La ictiosis laminar, es un término que se aplicó hasta 1980 a todas las ictiosis no ampollosas AR y no fue hasta años posteriores que se observaron diferencias clínicas en este grupo, a pesar de compartir la misma etiopatogenia. Es una genodermatosis por trastorno de la queratinización poco frecuente (1:200,000-300,000 nacimientos en el mundo), de herencia AR, el trastorno se debe a una mutación del gen de la transglutinasa I, proteína asociada a la membrana de los queratinocitos, responsable de ensamblar las proteínas precursoras que forman la capa cornea, que provoca una inadecuada configuración de dicho estrato córneo.[63]

El bebé colodión nace con una membrana tensa, translúcida que recubre todo el cuerpo y dura de días a semanas.[60] El feto arlequín es la forma más grave de ictiosis congénitas. La cara adopta aspecto de payaso, con boca grande, labios gruesos y en eversión (boca de sapo o pescado); hay ectropión, nariz aplastada o inexistente; en todo el cuerpo aparecen placas hiperqueratósicas romboides que semejan un traje de arlequín, una armadura o caparazón. La muerte ocurre en horas o días, por inanición, insuficiencia respiratoria e infecciones bacterianas.[12]

Datos histopatológicos: Hiperqueratosis compacta, tapones córneos; hay acantosis con aspecto psoriasiforme; la granulosa está aumentada, y mitosis abundantes. Edema leve de la colágena, con infiltrados inflamatorios perivasculares linfocíticos; las glándulas sudoríparas están disminuidas o son hipotróficas. La microscopia electrónica revela gránulos de queratohialina pequeños y escasos. Se puede hacer diagnóstico prenatal mediante fetoscopia y biopsia.[7,12]

El tratamiento integral se orienta a mantener la temperatura del recién nacido, en una incubadora con ambiente humedificado; mantener el equilibrio hidroelectrolítico y la ingesta calórica. La alimentación e hidratación intravenosa no deben ser prolongadas para disminuir el riesgo de infecciones. Estar alerta ante signos de infección cutánea o sistémica. Para el cuidado tópico de la piel se recomiendan baños diarios con jabones antisépticos y el uso de pomadas emolientes cada cuatro o seis horas, hasta que desaparezca la hiperqueratosis.[58]

NEUROFIBROMATOSIS

Es una genodermatosis AD de origen mesoectodérmico, que se caracteriza por manchas pigmentadas y tumores neurofibromatosos, se acompaña de trastornos neurológicos, viscerales, endocrinos, óseos y psiquiátricos.[12]

Se conocen nueve fenotipos de la enfermedad.[71] Sin embargo, se considera que sólo los tipos 1 y 2 (NF1 y NF2) están bien definidos y que existen otras formas mucho más raras, como la NF1 segmentaria o en mosaico, las manchas cafés con leche (MCCL) puras familiares y la schwannomatosis,[12] y se caracteriza por la aparición de Schwannomas.[64]

La NF1 o enfermedad de Von Recklinghausen se describió por primera vez en

1882,[9] es una de las enfermedades genéticas que afecta el sistema nervioso, es la forma más frecuente dentro de los síndromes neurocutáneos denominados así por su origen común embrionario, es una enfermedad progresiva, de evolución impredecible, que afecta la piel y el sistema nervioso central y periférico.[65] Su fisiopatología consiste en la alteración del gen NF1, un gen supresor de tumores que se localiza en el cromosoma 17q11.2,11 codificante de una proteína supresora tumoral, la neurofibromina.[64] Localizado en 1987 y aislado en 1990.[11, 65]

Dada la gran variedad de signos y síntomas de la NF1, en 1987, en la Conferencia de Desarrollo de Consenso sobre neurofibromatosis, se establecieron los criterios diagnósticos. Para establecer el diagnóstico se deben cumplir dos o más de los siguientes criterios:[66, 67]

- Seis o más MCCL de 5 mm en pacientes prepuberales y mayores de 15 mm en postpúberes.

- Dos o más neurofibromas, o un neurofibroma plexiforme.

- Signo de Crowe (efélides axilares y/o inguinales).

- Glioma del nervio óptico.

- Dos o más hamartomas en el iris (nódulos de Lisch).

- Lesiones óseas típicas (Displasia de las alas esfenoidales o adelgazamiento cortical de huesos largos con o sin seudoartrosis)

- Antecedentes patológicos familiares (APF) de NF1 en padres o hermanos.

Los criterios del cuatro al seis requieren de exámenes especializados para su diagnóstico como la tomografía axial computarizada (TAC) o resonancia magnética nuclear (RMN), la visualización de los hamartomas retinianos a través de la lámpara de hendidura y la radiografía del lugar de la lesión, respectivamente. El resto de los criterios son clínicos.

Dado el avance de las técnicas diagnósticas, a los criterios diagnósticos debería añadirse un octavo criterio: La presencia de lesiones hiperintensas en la RMN potenciada en T2, que se encuentran en el 60-70 % de los niños con NF1.[64]

Tadini y colaboradores, describieron otros signos que podrían orientar al médico a la hora de hacer el diagnóstico de NF1 en estadios tempranos.[66] Estos incluyen manifestaciones cutáneas y extracutáneas. Dentro de las primeras se puede encontrar: Nevus anémico, xantogranuloma juvenil, máculas hipocrómicas, angiomas y hamartomas, piel suave e hiperpigmentación. En las extracutáneas puede haber hamartomas coroideos, aumento de la circunferencia de la cabeza e hipertelorismo, objetos brillantes no identificados (vistos en RMN), patrón neuropsicológico particular, neoplasias, cefalea y convulsiones. De igual forma, hay mayor tendencia a presentar hipertensión arterial, al igual que lordosis y escoliosis.[67]

NF tipo 2: Este proceso es la consecuencia de mutaciones en el gen NF2 localizado en el brazo largo del cromosoma 22q12.2. Este codifica para una proteína llamada schwannomina o merlina.[67]

<u>Criterios diagnósticos de NF2</u>

Se debe cumplir una de estas posibilidades: [68]

1. Masas nerviosas bilaterales en el octavo nervio que se detectan con TAC o RMN.

2. Un pariente en primer grado con NF2 y también:

    a. Masa nerviosa unilateral en el octavo nervio.

b. Dos de los siguientes: Neurofibroma, meningioma, glioma, schwannoma u opacidad lenticular subcapsular posterior juvenil.

Las primeras referencias citadas acerca de la NF segmentaria (NFS) o tipo V, fueron hechas por Gammel en 1931 y dos décadas más tarde, Miller y Sparkers proponen el término de neurofibromatosis segmentaria.[68] La NFS es una variedad infrecuente de NF1 caracterizada por la presencia de MCCL y/o efélides axilares/inguinales y/o neurofibromas con una distribución segmentaria. Cuando se forman neurofibromas estos no rebasan la línea media y pueden estar presentes nódulos de Lisch. La NFS surge debido a una mutación poscigótica que puede afectar a las gónadas en algunos pacientes y generalmente no es heredable. Se han distinguido cuatro subtipos: Verdadera, localizada con afectación profunda, hereditaria y bilateral.[69]

Existe un mayor riesgo para los pacientes con NF1 de desarrollar tumores malignos si se compara con la población general, lo que aumenta la morbilidad y la mortalidad. Tumores malignos de la vaina del nervio periférico, gliomas de alto grado, rabdomiosarcoma, (0,4%-0,5%), leucemia mielomonocítica juvenil (0,04%) y neuroblastoma son los tumores más comunes.[66]

Diagnósticos diferenciales: La NF1 se debe diferenciar de otras variantes de NF, además de otras rasopatías como el síndrome de Noonan, el síndrome de LEOPARD.[70] Resaltar el síndrome de Legius, previamente conocido como NF1*Like* que se debe a mutaciones en el gen SPRED1. Clínicamente, pueden presentar: MCCL, pecas axilares y/o inguinales, y problemas de aprendizaje. Todo ello puede observarse indistintamente en ambas enfermedades. A pesar de no estar descritos nódulos de Lisch, neurofibromas u otros estigmas de NF1, el hecho de cumplir los criterios diagnósticos de MCCL y efélides, puede llevar al diagnóstico erróneo de una NF1.[71]

No se dispone de un tratamiento general para la NF1, es una enfermedad multisistémica que precisa de una atención multidisciplinar. Para los neurofibromas sintomáticos, posiblemente cirugía o extirpación con láser o electrocauterio. Para los tumores malignos, quimioterapia.[72]

Los neurofibromas que causan síntomas graves pueden requerir resección quirúrgica o, si son pequeños, eliminación con láser o electrocauterio. La extirpación quirúrgica de los neurofibromas plexiformes puede anular la función del nervio afectado, y los neurofibromas tienen una tendencia a recurrir en el sitio de la extirpación. En la actualidad se llevan a cabo ensayos clínicos sobre varios tratamientos médicos para los neurofibromas plexiformes y espinales, como por ejemplo con el uso de sirolimús.[73]

La mayoría de los gliomas ópticos son asintomáticos y solo es necesario controlarlos para determinar su progresión. Tanto para los gliomas ópticos progresivos como para las lesiones del sistema nervioso central que se han vuelto malignas, la quimioterapia es el tratamiento de elección.[73] Se espera quela terapia génica en un futuro no muy lejano pueda ofrecer una solución etiológica.[74]

MASTOCITOSIS

El término mastocitosis incluye a un grupo de procesos que se caracterizan por una hiperplasia de mastocitos funcionalmente normales, que infiltran diferentes tejidos.[12]

Se considera una genodermatosis AD y su patogenia se centra en alteraciones en la estructura y actividad de la tirosíncinasa (KIT), receptor transmembrana expresado en la superficie de los mastocitos, cuya activación induce su crecimiento y previene la apoptosis celular. Mutaciones somáticas del gen que codifica para KIT producirían una activación constitutiva de este, con la consiguiente hiperplasia de los mastocitos.[12] La degranulación de los mastocitos puede desencadenarse por agentes físicos (cirugía, calor, sol), psíquicos (*stress*), químicos (sustancias liberadoras de histamina) y biológicos (infecciones).[75]

La primera referencia bibliográfica de estos procesos data de 1869, de Nettleshipy Tay,[76] En 1949 Ellis, demuestra, por primera vez, la afectación sistémica de la mastocitosis.[77]

Las diferentes formas clínicas se clasifican según la OMS[78] en:

- Mastocitosis cutáneas: mastocitosis máculopapulosas (urticaria pigmentosa), mastocitomas cutáneo solitario, mastocitosis cutánea difusa y telangiectasia *macularis eruptiva perstans.*

- Mastocitosis sistémicas: mastocitosis indolentes, mastocitosis agresivas asociadas a otra hematopatía monoclonal, leucemia mastocitaria, sarcoma mastocitario y mastocitoma extracutáneo.

La mastocitosis cutánea puede aparecer durante el periodo neonatal, la infancia o la adolescencia.[45] La urticaria pigmentosa es esporádica, caracterizada por maculas, pápulas, o nódulos, raramente asociado con la enfermedad sistémica. El signo patognomónico es el signo de Darier, que consiste en la formación de una roncha si la lesión macular es frotada.[75, 79]

Un mastocitoma solitario puede ocurrir en la niñez con una tendencia a la involución espontánea, como una pápula, placa o nódulo únicos, de pequeño tamaño, sobreelevado, de coloración pardoamarillenta, discretamente infiltrado al tacto y puede aparecer en cualquier localización.[80]

La mastocitosis cutánea difusa es la forma menos frecuente, pero la más grave dentro de las mastocitosis cutáneas, aparece desde el nacimiento. Clínicamente aparece un engrosamiento progresivo de la piel, prurito y afectación sistémica.[81]

La telangiectasia *macularis eruptiva perstans* es casi exclusiva de adolescentes y adultos, se observan eritema, pápulas, telangiectasias y máculas de color marrón, acompañado de prurito y dermografismo.[76]

La mastocitosis sistémica se caracteriza por inestabilidad vascular, incremento de la permeabilidad vascular, fibrosis, eosinofilia, infiltración linfocitaria, anticoagulación local, hiperplasia mastocitaria, caquexia. Se manifiesta con cuadros urticariformes, hipersecreción gástrica y dolor abdominal, broncoconstricción, edema pulmonar y osteoporosis.[12]

En la atención a un paciente con mastocitosis se debe tener en cuenta la educación del paciente en la importancia de evitar los factores que puedan inducir la liberación de mediadores del mastocito. Es importante vigilar los signos de anafilaxia. El uso de antihistamínicos H1 no sedantes se utilizan para mejorar el prurito, edema, el mal estado general, dolor abdominal y el desarrollo de ampollas. La terapia transitoria con corticoides sistémicos está indicada en aquellos pacientes con formas agresivas de mastocitosis o síntomas de mala absorción, usualmente prednisona a 1-2mg/kg al día.[12]

SÍNDROME DE EHLERS DANLOS

Es un grupo de trastornos hereditarios del tejido conectivo, clínica y genéticamente heterogéneos, caracterizados por hiperextensibilidad cutánea, pobre cicatrización de heridas, hipermovilidad articular y friabilidad de los tejidos.[82]

Causado por mutaciones en los genes que codifican el colágeno fibrilar tipo I, III y V o enzimas comprometidas en la modificación postranslacional de dichos colágenos.[8]

La primera descripción del síndrome data de 1682 y se le debe a Job Von Meekeren (1611-1666). En 1899, Edward Ehlers presentó un caso en la Sociedad de Veneorología y Dermatología. Nueve años más tarde, en 1908 Henri Alexandre Danlos, expuso otro caso. Frederich Parkes Weber en un artículo publicado en el Diario de la Sociedad Británica de Dermatología propuso el nombre de síndrome de Ehlers Danlos para denominar a esta enfermedad.[8] En 1997 en Villefrache propuso una clasificación, que abarcaba seis tipos genéticos.[83] En 2017, un consorcio internacional de expertos acordó el establecimiento de una nueva clasificación que presenta 13 tipos, con base en las manifestaciones clínicas, alteraciones genéticas y bioquímicas.[25, 84]

<u>Criterios diagnósticos según forma clínicas</u>

FORMA CLÁSICA

Criterios mayores: Piel hiperextensible con formación de escaras atróficas (obligatorio); hiperlaxitud articular.

Criterios menores: Piel tersa, aterciopelada, magulladuras, pseudotumores moluscoides, esferoides subcutáneos, hernias, complicaciones de la hiperlaxitud (luxaciones, pie plano flexible), hipotonía muscular, historia familiar positiva.

FORMA HIPERMÓVIL (BENIGNA) O PARECIDO AL CLÁSICO

Criterios mayores: Piel hiperextensible con ausencia de escaras atróficas, hiperlaxitud articular generalizada, piel frágil con equimosis espontáneas.

Criterios menores: Deformidades del pie; edemas del pie sin falla cardíaca;

debilidad muscular distal y proximal; polineuropatia axonal; atrofia muscular en manos y pies; acrogeria; dedos en mazo; prolapso vaginal, uterino o rectal.

FORMA VASCULAR

Criterios mayores: Historia familiar, ruptura arterial en edad joven, perforación espontánea del colon sigmoide, ruptura uterina durante el tercer trimestre del embarazo o severo desgarro perineal durante el parto, o ambos, fístula de carótida-seno cavernoso.

Criterios menores: Magulladuras y hematomas fáciles en zonas no expuestas, sin trauma identificable, piel fina traslúcida con visualización del lecho venoso; facie triangular, hiperlaxitud de pequeñas articulaciones (manos), keratocono, ruptura de músculos y tendones, venas varicosas, neumotórax, pie varoequino, fistulas vasculares, luxación de cadera, historia familiar de muerte súbita.

FORMA VALVULAR CARDIACO

Criterios mayores: Severa afectación valvular aórtica o mitral, piel hiperextensible, escaras atróficas, hiperlaxitud generalizada.

Criterios menores: Hernia inguinal, *pectum excavatum*, esguinces articulares, pie plano o *hallus valgum*.

FORMA CIFOESCOLIÓTICA

Criterios mayores: Severa hipotonía muscular congénita, escoliosis presente desde el nacimiento con progresión, hiperlaxitud articular generalizada con luxación de hombro, cadera y rodilla.

Criterios menores: Fragilidad tisular, fáciles magulladuras, rupturas arteriales, fenotipo marfanoide, microcórnea, osteopenia, escleras azules, trastornos de refracción, deformidad torácica, talón equinovaro, historia familiar positiva.

SÍNDROME DE CÓRNEA FRÁGIL

Criterios mayores: Córnea fina con o sin ruptura, keratoconos y *keratoglogus* de comienzo temprano, escleras azules.

Criterios menores: Ruptura o lesión corneal, pérdida progresiva de estroma corneal, elevada miopía, desprendimiento de la retina, sordera neurosensorial, displasia de la cadera, hipotonía en la infancia, escoliosis, aracnodactilia, hiperlaxitud de las articulaciones distales, pie plano, *hallus valgus*, contracturasdel quinto dedo.

ARTROCALASIA

Criterios mayores: Luxación congénita bilateral de la cadera, hiperlaxitud articular generalizada, piel hiperextensible.

Criterios menores: Fragilidad tisular con cicatrices atróficas, contusiones fáciles, hipotonías musculares, cifoscoliosis, osteopenia.

DERMATOSPARAXIS

Criterios mayores: Severa fragilidad de la piel con desgarros cutáneos, hallazgos craneofaciales característica (ojos protuberantes, escleras azules, edema de párpados, amplias fontanelas), riesgo de hematomas y hemorragias, retardo del crecimiento; piernas, manos y pies cortos.

Criterios menores: Piel blanda, pastosa, hematomas fáciles; ruptura prematura de las membranas fetales, hernias, escaras atróficas, anomalías dentarias, estrabismo, errores de refracción, hiperlaxitud articular, retardo motor.

FORMA PERIODONTAL

Criterios mayores: Severa e intratable periodontitis de comienzo temprano, que puede agregar gingivas; placas pretibiales; historias en familiares de primer grado.

Criterios menores: Hematomas fáciles, hiperlaxitud articular de las pequeñas articulaciones, piel hiperextensible y frágil con cicatrices anormales, hernias, facie de Marfán, acrogeria, vasculatura prominente.

FORMA HIPERLAXO

Hiperlaxitud articular generalizada. Manifestaciones sistémicas de enfermedad del tejido conectivo: Piel hiperextensible, suave, aterciopelada, hernias y prolapsos, luxación o inestabilidad articular recurrente, aracnodactilia, dolor crónico articular o generalizado, historia familiar positiva.

FORMA ESPONDILODISPLÁSICA

Criterios mayores: Baja estatura, hipotonía muscular, piernas arqueadas.

Criterios menores: Piel hiperextensible, fina; pie plano, retardo en el desarrollo motor y cognitivo, osteopenia.

FORMA MUSCULOCONTRACTURAL

Criterios mayores: Contracturas múltiples congénitas, más característica aducción flexión o pie equinovarus; hallazgos craneofaciales desde el nacimiento o temprana edad; piel hiperextensible, frágil, con formación de escaras y aumento de pliegues palmares.

Criterios menores: Esguinces crónicos, deformidad torácica (*excavatum*), escoliosis, cifoscoliosis, deformidad podálica progresiva; grandes hematomas subcutáneo; neumotórax y hemotórax; nefrolitiasis/cistolitiasis, hidronefrosis; estrabismo, glaucoma, trastornos de refracción; constipación y divertículos.

FORMA MIOPÁTICA

Criterios mayores: Hipotonía muscular congénita o atrófica, o ambas, que mejoran con la edad, contractura articular proximal (rodilla, caderas y codos), hiperlaxitud de las articulaciones distales.

Criterios menores: Piel suave, escaras atróficas, retardo del desarrollo motor, miopatías en biopsia muscular.

La Sociedad Internacional de síndrome de ED determinó en el año 2017 la utilización correcta del Beighton *score* como el procedimiento más adecuado para establecer el diagnóstico de hipermovilidad articular generalizada.[85] Beighton ha presentado una clasificación de la laxitud articular con utilidad clínica.[86, 87]

1- Flexión dorsal pasiva del quinto dedo mayor de 90º = 1 punto por cada mano.

2- Aposición pasiva de los pulgares sobre la superficie flexora del radio = 1 punto por cada mano.

3- Hiperextensión de los codos mayor de 10º = 1 punto por cada mano.

4- Hiperextensión de las rodillas mayor de 10º = 1 punto por cada mano.

5- Flexión anterior del tronco hasta poner las manos planas en el suelo = 1 punto por cada mano.

Punto de corte: 5 o más puntos de 9 posibles; para adultos mayores de 50 años se ha propuesto >4 puntos y para niños (prepuberales) y adolescentes >6 puntos.[88,89]

<u>Criterios de hiperextensibilidad de la piel</u>

Se calcula una puntuación de 0 a 5 puntos sobre las bases siguientes:

0= Menos de 4cm, 1= 4 cm, 2= 5 cm, 3= 6 cm, 4= 7 cm y 5= Más de 8 cm.

La hiperextensibilidad de la piel debe examinarse en un área neutral, es decir, en un punto en el que la piel no esté sometida a fuerzas mecánicas o tenga cicatrices, por ejemplo, en la superficie dorsal del antebrazo. Se mide estirando la piel hasta que se perciba resistencia.[8]

Diagnóstico diferencial: Osteogénesis imperfecta, síndrome de Marfan y cutis laxo fundamentalmente.[89]

Complicaciones más frecuentes: Artralgia, luxaciones, derrame del líquido articular, hipotonía muscular, deformidades podálicas y espinales, ostoartritis, taquicardia postural ortostática, ruptura espontánea de grandes vasos, hernia hiatal, divertículo gástrico, miopía, estrabismo, queratocono, prolapso uterino, hemorragias pre y postparto, luxaciones durante el parto.[89]

Medidas preventivas: Puede conseguirse mejorar la estabilidad mediante ejercicios de baja resistencia para aumentar el tono muscular (contracciones musculares en reposo, contrapuertas a las voluntarias). Ejemplos de este tipo de ejercicios incluye andar, hacer bicicleta, ejercicios aeróbicos de bajo impacto, nadar o hacer ejercicios en el agua y ejercicios de amplitud de movimiento sin resistencia añadida. Utilizar utensilios gruesos, para escribir puede reducir el estrés en los dedos y en las articulaciones de las manos, por ejemplo, un asa no convencional en el utensilio de escribir puede dar como resultado una disminución sustancial del estrés axial en las articulaciones interfalángicas, metacarpofalángicas y carpometacarpianas.[8]

Tratamiento de la fase aguda: Es necesario el reposo de la articulación afectada. Por lo general se requiere aplicación de calor o frío y a veces el uso de férulas. Son útiles los masajes, ultrasonido y ultratermia.[8]

Kinesiterapia: El principal logro es restablecer el rango de movilidad normal de la articulación, corregir la disfunción del movimiento, mejorando la estabilidad articular y la condición física general. Los ejercicios deben fortalecer los músculos y tendones.[8]

Tratamiento del dolor: La medicación del dolor debe monitorizarse según los síntomas subjetivos. fármacos antinflamatorios no esteroideos, los relajantes musculares esqueléticos son útiles. Dosis bajas de antidepresivos tricíclicos a menudo son efectivas para dolor neuropático, los opioides son efectivos tanto para el dolor miofacial como para el dolor neuropático.[8]

Manejo de los trastornos hemostáticos: En aquellos con tendencia hemorrágica leve o moderada, acompañada de anomalías de la función o agregación plaquetaria, el uso de drogas antifibrinolíticas como el ácido tranexámico de forma profiláctica ha demostrado ser suficiente para evitar hemorragias durante la realización de procederes invasivos. La vitamina C es un cofactor en el metabolismo de las fibrillas de colágeno. Se recomienda el uso de un suplemento de 500 mg/día y el consumo de frutas frescas para mejorar algunas de las manifestaciones, así como la utilización de multivitaminas y suplementos naturales[8] como la miel de abejas.

XERODERMA PIGMENTOSO

Es un trastorno AR caracterizado por déficit en la reparación del ADN dañado por radiaciones UV, produciendo fotosensibilidad, cambios en la pigmentación cutánea, neoplasias en las áreas expuestas al sol y alteraciones en el sistema nervioso. Las células de estos pacientes tienen incapacidad para reparar las lesiones en la cadena de ADN debido a la pérdida hereditaria de las endonucleasas de escisión, proteínas que participan en la escisión de nucleótidos, cuya función es evitar daños en el ADN.[90]

Ferdinand Ritter Von Hebra y Moritz Kaposi describieron la enfermedad por vez primera en 1863,[10] En 1926 se reconoció la fisiopatología de la enfermedad como una sensibilidad extrema a los rayos UV del sol. En 1932, De Sanctis y Cacchione publicaron por primera vez reportes de pacientes que además presentaban anormalidades neurológicas y que se acompañaban de hipoplasia gonadal y retraso mental. Años después, en 1968, Cleaver y colaboradores describieron que se trataba de un defecto en la reparación del ADN y falla en la eliminación de fotoproductos causados por los rayos UV. Moritz Kaposi en 1874, describió la enfermedad por primera vez, y los primeros casos fueron citados por Taylor, en Estados Unidos de América en los años 1878 y 1879. Posteriormente se describieron las diferentes formas de la enfermedad y se dividió a la misma en subtipos desde el XPA al XPG, y una variante basada en la mutación del gen de cada una.[91]

Existen dos presentaciones del XP. La primera suele aparecer en los primeros dos años de vida, con fotosensibilidad, elastosis solar y carcinoma basocelular y escamoso. La segunda, conocida como síndrome De Sanctis-Cacchione, causa trastorno del crecimiento, microcefalia, retraso mental e hipogonadismo.[92]

Manifestaciones dermatológicas: Quemaduras solares ante exposiciones breves al sol que no se regeneran, efélides, xerosis, lentigos solares, más adelante se produce telangiectasia, la piel del niño toma el aspecto de envejecimiento prematuro. En etapas más avanzadas se desarrollan carcinomas basocelulares, espinocelulares y melanomas.[26]

Manifestaciones oculares: Fotofobia, inflamación de los párpados, queratitis, opacidad corneal con neovascularización y tumores malignos.

Manifestaciones neurológicas: Hiporreflexia, crisis convulsivas, espasticidad generalizada, en algunos casos puede aparecer retardo mental y sordera sensorial.[26]

Histopatología: En su inicio no siempre aparece un cuadro histológico característico; se presentan hiperqueratosis, adelgazamiento de la capa de Malpighi con atrofia de algunas de las prolongaciones interpapilares y elongación de otras, edema de la dermis superior, infiltrado inflamatorio crónico perivascular, pigmentación melánica focal de la capa basal con melanóforos en el corion superior. En el estadio tardío, la epidermis presenta atrofia en algunas áreas y acantosis en otras; pueden verse células atípicas y multinucleadas. En la dermis se observa degeneración basófila del colágeno y elastosis senil.[12] Pruebas genéticas moleculares: En Cuba se realiza el ensayo Cometa en linfocitos aislados a partir de sangre periférica para la evaluación de la capacidad de reparación del ADN ante el daño inducido por luz UVC.[26]

Debe establecerse el diagnóstico diferencial con el daño actínico crónico (DAC). Esta dermatosis se produce en la piel y los ojos como consecuencia de una exposición prolongada y no controlada a las radiaciones UV del sol u otras fuentes. Clínicamente el paciente puede presentar trastornos pigmentarios presentando un bronceado simétrico, lentigos, atrofia de la piel, queratosis actínicas, piel laxa, arrugas prominentes, cataratas y aumento del riesgo de carcinogénesis.[26]

Debido a la falta de un consenso que estandarice el abordaje terapéutico hacia la enfermedad, dado a que no existe cura y el daño en el ADN es acumulativo e irreversible. El curso de la enfermedad dependerá del grado de exposición a los rayos UV y la terapia profiláctica que se proporcione al paciente. El cáncer de piel es la causa más común de muerte en pacientes con XP.[90]

La principal estrategia para disminuir la aparición de lesiones malignas es evitar la exposición a rayos UV de cualquier fuente, incluidas la luz del sol, luz fluorescente, halogenada o luces de mercurio con vapor. Esto se puede evitar utilizando filtros físicos como ropa protectora y químicos, como protectores solares tópicos. Los pacientes deben evitar estar cerca de ventanas cuando están en lugares cerrados. Los pacientes deben protegerse los ojos con lentes oscuros, y deben ser de policarbonato o trivex, el cual protege 100% de los rayos UV. En cuanto a la ropa, estos pacientes deben utilizar telas de colores oscuros, con fibras de tejido apretado, tejidos gruesos y de preferencia lana o poliéster, que son las que más bloquean el paso de los rayos UV. También los sombreros pueden ayudar a proteger la cara del sol, éstos deben de ser de ala ancha y de colores oscuros, sin agujeros.[91]

La protección tópica debe ser contra UVA y UVB utilizando fotoprotector en crema 50+. El dermatólogo debe revisar a los pacientes cada tres a seis meses en busca de nuevas neoplasias. También existen fotoprotectores sistémicos como la afamelanotida, los carotenos, los polifenoles, la nicotinamida y otros antioxidantes. Los carotenos son un tipo de vitamina A que está presente en ciertas plantas (zanahoria, calabaza), y se ha visto que su uso contribuye a disminuir la formación de radicales libres y ayuda a la fotoprotección. Las neoplasias de piel se pueden tratar con cirugía, curetaje y electrodesecación, criocirugía, dermoabrasión, cirugía de Mohs, láser CO2 o tratamiento tópico con: Imiquimod, 5-fluorouracilo, mebutano de ingenol, T4N5 endoneucleasa, fotolisina y retinoides.[91]

INCONTINENCIA *PIGMENTI*

También llamada síndrome de Bloch Sulzberger, es una genodermatosis de herencia dominante ligada al cromosoma X, causada por una mutación con pérdida de función en el gen IKBKG (*inhibitor of kappa polypeptide gene enhancer in B cells kinase gamma*), antes llamado NEMO (*nuclear factor-kappaB essential modulator*).[17] Produce una afectación de tejidos derivados del ectodermo, presentándose como anomalías a nivel de piel, pelos, dientes, ojos y sistema nervioso.[16]

El primer caso fue descrito por Garrod en el año 1906.[16] como "una variedad de *idiocia* mongólica con una pigmentación peculiar", posteriormente fue definida por Bardach (1925),[93] Bloch en 1926 y Sulzberger en 1928 como *incontinentia Pigment,*[93] En el año 1993, Landy y Donnai propusieron por primera vez una serie de criterios clínicos diagnósticos de incontinencia *pigmenti*; en 2014, Mini´c *et al.*, los actualizaron, incluyendo el estudio genético.[94] y posteriormente en 2018, Rosser, modificó con permiso de Minić *et al.*, estos criterios con el objeto de mejorar la caracterización fenotípica y proponer una actualización en el diagnóstico.[95]

<u>Criterios diagnósticos actualizados</u>[95]

Criterios mayores: Fases cutáneas típicas de la incontinencia *pigmenti* con distribución en las líneas de Blaschko.

Etapa I vesicoampollar: Lesiones eritematosas o inflamatorias, caracterizadas por vesículas, ampollas o pústulas. Más frecuente en extremidades y cuero cabelludo. Presente desde el nacimiento hasta la segunda semana de vida.

Etapa II verrugosa/hiperqueratósica: Pústulas o costras, hiperpigmentadas. Ocurre desde la segunda a la sexta semana de vida.

Etapa III hiperpigmentada: Máculas hipercrómicas en forma de espiral.

Predominan en áreas intertriginosas y tronco. Aparecen entre 12 a 26 semanas y pueden mejorar en la adolescencia o persistir en la edad adulta.

Etapa IV atrófica/hipopigmentada: Máculas hipocrómicas, puede presentar alopecia. Esta etapa no está presente en todos los casos.

Criterios menores:

Anomalías en sistema nervioso central/neurológicas: Convulsiones, parálisis espástica, retraso psicomotor y/o mental, microcefalia, atrofia cerebral/cerebelar, hidrocefalia, accidente cerebrovascular isquémico, encefalomielitis.

Defectos en la visión: Retinopatía, desprendimiento de retina, retinosis vascular, atrofia óptica, hipoplasia foveal, cataratas, microftalmia, estrabismo, nistagmo.

Anomalías dentales: Retardo en la erupción primaria, anodoncia/hipodoncia, microdoncia, distrofia dental, anomalías de la forma (cónicos), impactación, diastema, maloclusión, paladar alto.

Alteraciones glándula mamaria: Pezón supernumerario. Anormalidades en pelo: Alopecia, hipertricosis.

Anormalidades en uñas: Distrofia, pigmentación amarillenta, hendiduras transversales o longitudinales.

Abortos de fetos de sexo masculino. Hallazgos histopatológicos típicos en piel.

<u>Condiciones para establecer el diagnóstico</u>

Sin evidencia de familiar femenino de primer grado con incontinencia *pigmenti*:

– Sin evidencia de mutación, se requieren al menos dos criterios mayores, o uno mayor y uno menor para hacer el diagnóstico.

– Con confirmación de mutación genética se requiere un criterio, ya sea mayor o menor, para el diagnóstico.

Evidencia de familiar de primer grado con incontinencia *pigmenti*:

– Un criterio mayor o dos menores para el diagnóstico.

En cualquier caso, la eosinofilia en la piel, o la evidencia de la inactivación del cromosoma X apoyan el diagnóstico. [95]

La actualización en el diagnóstico propuesta por Rosser, no incluye las alteraciones esqueléticas entre ellas, la talla baja, hemivértebra, cifosis, escoliosis, clavículas supernumerarias, displasia de cadera, hemiatrofia, pie equinovaro, y sindactilia en dedos de los pies, así como los trastornos cardiopulmonares, como la comunicación interauricular, fibrosis endomiocárdica ventricular izquierda, insuficiencia tricuspídea, tetralogía de Fallot, y la hipertensión pulmonar incluso en ausencia de alteración cardiovascular. Adicionalmente, el riesgo de contraer infecciones recurrentes, tampoco se encuentra citado en estos criterios. [95]

Estudio histopatológico: En la fase inflamatoria se encuentra una dermatitis con vesículas subcórneas, con abundantes eosinófilos. El estado verrugoso se caracteriza por hiperqueratosis y una inflamación crónica en la dermis. En la etapa pigmentaria la melanina se encuentra libre en la dermis, o englobada en los macrófagos dérmicos, con ausencia o disminución de la melanina en las células basales de la epidermis.[7] En la forma acromiante se observa disminución del tamaño y el número de melanocitos y melanosomas.[12]

Los diagnósticos diferenciales que se deberían plantear ante una sospecha de incontinencia *pigmenti* van a depender de la etapa en la que se encuentre la enfermedad: Para el estadio vesiculoso cabe plantear herpes neonatal, impétigo ampolloso, mastocitosis, histiocitosis, EA hereditaria y IgA lineal. Para el estadio verrucoso, se deben incluir nevus epidérmico linear y liquen estriado. En cuanto al estadio hiperpigmentado, cabe señalar la hipermelanosis nevoide linear y en remolinos, y síndrome de Naegeli-Franceschetti-Jadassohn.[94,96] En el estadío hipopigmentario se debe diferenciar de la hipomelanosis de Ito, el vitiligo.[33] Ante un trastorno multisistémico, el seguimiento médico debe realizarse a largo plazo y de forma individualizada e multidisciplinaria comprendiendo las evaluaciones por Pediatría, Dermatología, Neurología, Oftalmología y Odontología, entre otras diversas especialidades.[95]

1.3   El proceso de atención de los pacientes con genodermatosis

En el proceso de atención de los pacientes con genodermatosis, en el estudio para el diagnóstico, la terapéutica, y la prevención, es sin duda fundamental la aplicación de los métodos clínico y epidemiológico como ciencias trasdiciplinarias, basado en los principios del método universal del conocimiento. El método clínico es el método científico aplicado a la práctica médica, es el orden recorrido para estudiar y comprender el proceso de salud y de enfermedad de un sujeto en toda su integridad social, biológica y psicológica.[97]

No siempre están disponibles tecnologías de punta para corroborar la sospecha clínica en las genodermatosis. Es la personalización de la atención médica y no de los perfiles de ADN, lo que da la connotación a la relación médico-paciente desde una perspectiva bioética y práctica.[98]

El método epidemiológico es el método empleado para conocer las características y el desarrollo de las enfermedades y otros procesos afines, con el fin de transformar favorablemente el estado de salud de la población.[99]

La epidemiología genética estudia la interacción entre los factores genéticos y ambientales que dan origen a las enfermedades del ser humano. La prevención primaria se refiere a la prevención de la incidencia de la enfermedad en la población, se realiza el registro de las enfermedades genéticas, delimita la incidencia y prevalencia de las misma y realiza acciones encaminadas a determinar el riesgo de transmisión genética de estas enfermedades; la prevención secundaria se refiere a la prevención de las manifestaciones clínicas de una enfermedad mediante la detección temprana de la misma y de una intervención eficaz en la etapa preclínica; y la prevención terciaria consiste en reducir a un mínimo los efectos de una enfermedad al evitar sus complicaciones y el deterioro que causa.[100]

El primer paso para la identificación del riesgo genético es conocer la historia genética familiar a través del árbol genealógico como principal herramienta profesional en el campo de la genética médica,[33] a su vez, conocer el patrón de herencia orienta hacia el diagnóstico clínico.

El estudio de las genodermatosis conlleva necesariamente la colaboración de varios campos de las ciencias médicas. La dermatología, como ciencia, es la rama de la medicina que trata de las enfermedades de la piel;[29] por otra parte, es necesario el conocimiento alcanzado en la genética como ciencia que estudia la herencia y su variación;[98] se necesita además la integración con otras ramas de las ciencias como la epidemiología genética, con un enfoque preventivo para evitar la transmisión genética de estas afecciones; la psicología, que permite comprender el comportamiento del individuo ante determinados procesos de salud-enfermedad; y a su vez la sociología, que permite comprender el proceso de integración social.

Se puede considerar que actualmente, los recursos terapéuticos para las enfermedades genéticas son escasos y relativamente poco eficaces. En muchos casos, estas dolencias se dan con una baja frecuencia en la población y esto hace que resulte muy cara la puesta en el mercado de nuevos medicamentos, por otra parte, aunque han sido alentadores los resultados en el tratamiento de algunas enfermedades como la EA y la progeria, no se pueden silenciar los fracasos habidos, incluso con muertes de pacientes, por la aplicación de esa terapia génica, reflejándose que la eficacia de las terapias génicas aún distan de las expectativas de la ciencias.[29]

Las investigaciones recientes sobre la biología molecular han despertado la preocupación de la comunidad científica. Se ayuda a los pacientes a sobrevivir y reproducirse, lo cual incrementa el número de genes afectados en la sociedad, añadiéndolo a la futura carga genética de la humanidad.[101] Este conflicto es enfrentado tomando como herramienta el proceso de consejería genética, la cual, tal como afirma Marcheco,[33] guía el curso de acciones encaminadas a la atención de las personas y familias afectadas con trastornos de causa total o parcialmente genética, e incluye la educación en relación a la enfermedad.

En relación a las genodermatosis se precisa de una metodología que facilite el diagnóstico, tratamiento, prevención y seguimiento de estas enfermedades.

Consideraciones finales

Una concepción científica teórica de las genodermatosis y el proceso de atención de estos pacientes, aporta un sustento teórico a la metodología, que incluye la protocolización del diagnóstico, tratamiento y un algoritmo de seguimiento de estos pacientes, para su atención.

CAPÍTULO 2: DISEÑO METODOLÓGICO

CAPÍTULO 2: DISEÑO METODOLÓGICO

Se realizó una investigación de innovación y desarrollo, cualitativa y cuantitativa, con el propósito de elaborar, mediante consenso de expertos, una metodología para la atención de los pacientes con genodermatosis monogénicas más comunes.

2.1 Metodología para la atención integral a pacientes con genodermatosis más comunes

Una metodología es un conjunto de procedimientos, tareas y herramientas, sustentados en la teoría científica que, mediante el estudio de los métodos científicos, y regulados por determinados requisitos, permiten ordenar el pensamiento y el modo de actuación para alcanzar el objetivo propuesto, obtener y descubrir nuevos conocimientos en el estudio de la teoría o en la solución de problemas de la práctica.[102]

2.1.1 Objetivo general de la metodología: Establecer un consenso para la atención integral de los pacientes con genodermatosis monogénicas más comunes.

2.1.2 Aparato conceptual de la metodología

Proceso de atención médica: Se refiere a la actividad mediante la cual paciente y médico establecen una relación dirigida a la identificación y solución de uno o más problemas de salud presentes en dicho paciente.[103]

Gestión: Se considera un término semejante a administración, la administración es un proceso, considerando proceso una forma sistemática de hacer las cosas. La gestión tiene cuatro actividades básicas interrelacionadas que son planificar, organizar, dirigir y controlar.[102]

Multidisciplinariedad: Forma de colaboración o concurrencia disciplinaria que implica la participación de más de dos disciplinas en una investigación o estudio, sin perder cada una su caracterización o abandonar su metodología propia.[104]

Procedimientos: Acciones que establecen los métodos o formas más eficientes y eficaces de operativizar las actividades de los procesos/subprocesos, permitiendo describir y comprender las relaciones entre áreas y flujos de información que se suceden en el proceso y la coordinación de las actividades asociadas. Existen diversas maneras de documentar un procedimiento: modelos descriptivos (protocolos, guías, manuales) que describen actividades y tareas en forma de relato; modelos gráficos o flujogramas (algoritmos), que enfocan la secuencia de actividades de forma esquemática y visual; y modelos combinados, que toman lo mejor de ambos modelos, facilitando la comprensión y el entendimiento.[105]

Protocolo de actuación médica: es un procedimiento, que constituye un documento escrito de forma clara, entendible, detallada, elaborado con el consenso de criterios de expertos, que pauta y recomienda las acciones a desarrollarse durante el proceso de atención de una entidad de salud determinada.[106]

Algoritmo: es un procedimiento que resuelve problemas paso a paso, constituye un diagrama, donde se muestra de forma resumida una secuencia de instrucciones que sirven de guía para desarrollar el proceso.[107]

2.1.3   Antecedentes y fundamentación de la metodología

Los antecedentes según la literatura foránea, así como Los fundamentos teóricos sobre las genodermatosis monogénicas más comunes y el proceso de atención de los pacientes con genodermatosis, que sustentan la metodología, se exponen en la introducción y el capítulo 1 respectivamente.

2.1.4   Estructura de la metodología

La presente metodología gestiona el proceso de atención al paciente con genodermatosis monogénicas más comunes, sustentada en métodos científicos histórico-lógico, analítico-sintético, hipotético-deductivo, comparativo, métodos empíricos, criterio de expertos por el método Delphi, métodos clínico y epidemiológico fundamentalmente.

El método clínico es fundamento de la práctica médica por lo que no se extingue, sino que se enriquece con herramientas como metodologías, guías de práctica clínica, protocolos y algoritmos en la praxis médica cotidiana. El surgimiento de estas no puede verse como elemento externo o ajeno, al margen del método clínico, para sustituirlo. La visión correcta sería considerarlo en vínculo estrecho con su propio desarrollo y formando parte de él. Así, toda la praxis médica debe partir del método clínico para que se constituya ciencia clínica.[108]

Los procedimientos que integran la presente metodología son los protocolos diagnóstico, terapéutico y preventivo, para los tres niveles de atención en Salud, y un algoritmo de seguimiento de tipo no computacional cualitativo.

Un algoritmo no computacional requiere de la intervención humana, sin uso de la computadora, para la resolución del problema. Un algoritmo cualitativo utiliza secuencias lógicas, sin realizar cálculos matemáticos, para la resolución del problema.[107]

2.1.5   Recomendaciones para la implementación de la metodología

Para la implementación de la metodología se necesita adecuarla a las condiciones del territorio donde se implemente, teniendo en cuenta infraestructura y disponibilidad de recursos humanos y tecnológicos. Se debe establecer la multidisciplinariedad en todos los niveles de Salud.

Es necesario capacitar para la superación, a todo el profesional involucrado. Además, contar con cobertura suficiente de especialistas de dermatología, especialistas y master en genética médica clínica y médicos generales básicos. La capacitación debe ser dirigida e impartida por profesionales con alto nivel de conocimientos y actualización sobre el tema, de ser posible, aquellos que ostenten categorías docentes y científicas superiores (profesores auxiliares o titulares, especialistas de segundo grado), con experiencia en la atención de pacientes con genodermatosis.

El proceso de capacitación se debe fortalecer con el uso de las tecnologías, a través de las cuales se gestiona la información y el conocimiento.

2.1.6 Validación de la metodología

La validación de la metodología se realiza mediante el método Delphi, con un enfoque clásico de la búsqueda de consenso de expertos, de vasta experiencia en la atención de pacientes con genodermatosis y utilizando indicadores estadísticos.

El método Delphi como método basado en consenso de grupo de expertos, permite aprovechar la sinergia del debate en el grupo y se eliminan las interacciones sociales indeseables que existen dentro de todo grupo. De esta forma se espera obtener un consenso lo más fiable posible del grupo de expertos.[102]

Son cuatro las características definitorias del método Delphi en su versión clásica: El anonimato de un panel de expertos, el suministro iterativo de test, la retroalimentación controlada, y la respuesta estadística de grupo.[109]

2.1.7 Diseño metodológico de la metodología

Estuvo estructurada en cuatro etapas: Planificación, elaboración, implementación y evaluación de la metodología.

2.1.7.1   Diseño metodológico de la etapa de planificación

Se hizo una revisión bibliográfica sistemática para el estudio de las principales teorías que permitieron el análisis teórico de las genodermatosis monogénicas de mayor prevalencia y el análisis del estado actual del conocimiento sobre las mismas. La revisión bibliográfica perduró hasta el momento de elaboración del informe final. Las palabras claves utilizadas fueron: Genodermatosis monogénicas, dermatopatías genéticas y enfermedades cutáneas genéticas. Seconsultaron bases de datos tales como MEDLINE, EBSCO, Hinari, Cochrane, SCOPUS, Clinical key, ELSEVIER, LILACS, SciELO, Medigraphic; así como motores de busqueda como: PubMed y Googel Scholar, para cuya localización se emplearon los buscadores de estas bases. Fueron consultadas además, las bases de datos internacionales OMIM: Manual de genes humanos, enfermedades y rasgos, y relación de locus conocidos (https://omim.org/), ORPHANET: Portal de información de enfermedades raras y medicamentos huérfanos (https://www.orpha.net/) y GARD: Centro de información de enfermedades genéticas y raras(https://rarediseases.info.nih.gov/); y el sitio Infomed (www.infomed.sld.cu).

2.1.7.1.1   Caracterización de las genodermatosis monogénicas

En esta etapa el estudio fue observacional, descriptivo y transversal, comprendió el periodo 1989 - 2018. La población estuvo integrada por 227 pacientes con diagnóstico de genodermatosis atendidos en DPGM de Las Tunas, seleccionado mediante criterio deliberado por juicio de los investigadores.

La investigación se llevó a cabo en la consulta provincial especializada multidisciplinaria de genodermatosis (integrada por genetista, dermatólogo, psicólogo, pediatra, y otras especialidades) en el DPGM de Las Tunas. En la misma se examinaron a todos los pacientes por el dermatólogo y el genetista clínico, se registraron sus datos en la historia clínica y fueron incluidos en la base de datos de pacientes atendidos en el DPGM de Las Tunas.

<u>Criterios diagnósticos de genodermatosis monogénicas:</u>

Se consideraron genodermatosis monogénicas aquel grupo de afecciones clínicas, cuyas principales manifestaciones fenotípicas radican en la piel y sus anejos; teniendo como elemento común su condicionamiento genético de tipo monogénica.[7] Se les realizó el árbol genealógico a todos los pacientes para determinar la historia genética familiar, el patrón de herencia y el diagnóstico de casos nuevos en la familia a partir del caso *propositus*.[33] Se tomó en cuenta en todos los casos el diagnóstico validado por el especialista en genética clínica.

Se tuvo en cuenta los criterios establecidos internacionalmente en aquellas genodermatosis que cuentan con criterios diagnósticos como: Síndrome de Ehlers Danlos, establecido por un Consorcio Internacional de Expertos, desde el 2017;[84] hipomelanosis de Ito, propuestos por propuestos por Ruiz-Maldonado en 1992;[110] incontinencia *pigmenti*, actualizados Mini´c *et al*, en el 2014 y modificados por Rosser en el 2018;[95] NF1, establecidos en la Conferencia de Desarrollo de Consenso sobre neurofibromatosis en 1987;[66] esclerosis tuberosa, criterios actualizados según el Grupo Internacional de la Esclerosis tuberosa, en el 2012;[110] el síndrome de LEOPARD, según su acrónimo, establecido por Gorlin en 1969.[111]

Se consideraron los resultado de estudios complementarios realizados para corroborar el diagnóstico o la presencia de complicaciones, tales como hematológicos (transaminasas hepáticas, lámina periférica buscando presencia de mastocitos en sangre periférica),[7] histopatológicos (biopsia de piel para el diagnóstico microscópico de aplasia cutánea, *cutis laxa*, *cutis verticis gyrata*, displasia ectodérmica congénita, enfermedad de Darier, enfermedad de Hailey-Hailey, EA, hipomelanosis de Ito, histiocitosis X, ictiosis, incontinencia *pigmenti*, mastocitosis, *pitiriasis rubra pilaris*, poroqueratosis de Mibelli, queratodermia palmoplantar, síndrome de Proteus, [12] imagenológicos (ultrasonografía, TAC y RMN, fundamentalmente para el diagnóstico de NF1, esclerosis tuberosa y síndrome Sturge Weber),[7] genéticos para corroborar el diagnóstico en genodermatosis cuyos elementos clínicos no fueran concluyentes por sí solos o para diferenciarlas de otras afecciones clínicamente similares tales como el ensayo Cometa en linfocitos aislados, para el diagnóstico de XP;[26] el método indirecto utilizando como marcador un polimorfismo de longitud de fragmento de restricción (Rsa I NF1 exón 5) para el diagnóstico de NF1;[23] y otros estudios quese requirieron para el diagnóstico de complicaciones infecciosas como cultivos bacteriológicos y micológicos.[7]

Criterios de inclusión: Que los pacientes estudiados residan en la provincia Las Tunas, cumplir con el criterio diagnóstico y el consentimiento informado previo del paciente o de los padres o tutores (en los menores de edad), garantizándoseles la confidencialidad, explicándoseles la importancia de la investigación. (Anexo 1)

Criterio de exclusión: Pacientes y familiares con estado psiquiátrico que no permitiera obtener los datos necesarios, y fallecidos.

Dentro de las variables a estudiar estuvieron:

-   Genodermatosis diagnosticadas (Cualitativa nominal politómica)

-   Albinismo oculocutáneo (AOC) [OMIM 203100 203200 203290 606574 615312 113750 615179 606952 ORPHA 55 GARD 10958]

-   Aplasia cutánea (AC) [OMIM 107600 600360 ORPHA 1114 GARD 5835]

- Ataxia telengiectasia (Ataxia T) [OMIM 208900 208910 ORPHA 100 GARD 5862]

- Atriquia congénita (Atriquia C) [OMIM 10400 203655 610753 ORPHA 701 GARD 614]

- *Cutis laxa* [OMIM 123700 6144434 616603 219100 ORPHA 90348 90349 GARD 1639 8480]

- *Cutis verticis girata* (CvsG) [OMIM 123790 ORPHA 671 GARD 1643]

- Displasia ectodérmica congénita hipohidrótica AD (DEH) [OMIM 129490 224900 614940 617337 ORPHA 238468 GARD 76]

- Enfermedad de Darier (Darier) [OMIM 124200 ORPHA 218 GARD 6243]

- Enfermedad de Hailey-Hailey (Hailey-H) [OMIM 169600 ORPHA 2841 GARD 6559]

- Enfermedad de Nieman Pick (Nieman P) [OMIM 257200 607616 257220 607625 ORPHA 77292 77293 646 GARD 7206 10729]

- Epidermólisis ampollar simple generalizada (EA simple) [OMIM 131900 ORPHA 79399 GARD 2147]

- Epidermólisis ampollar de unión tipo Herlitz (EA Herlitz) [OMIM 226700 ORPHA 79404 GARD 2153]

- Esclerosis tuberosa (ET) [OMIM 191100 613254 ORPHA 805 GARD 7830 946]

- Hipermelanosis nevoide lineal arremolinada (HLA) [OMIM 614323 ORPHA 79150 GARD 11004]

- Hipomelanosis de Ito (H. Ito) [OMIM 300337]

- Histiocitosis X [OMIM 604856 ORPHA 389 GARD 6858]

- Ictiosis hiperqueratosis epidermolítica (IHE) [OMIM 113800 ORPHA 312]

- Ictiosis laminar (IL) [OMIM 615024 ORPHA 313]

- Ictiosis vulgar (IV) [OMIM 146700]

- Incontinencia *pigmenti* (I. Pigmenti) [OMIM 161000 ORPHA 69087 GARD 3912]

- Mastocitosis cutánea [OMIM 154800 ORPHA 66646 GARD 7842]

- Neurofibromatosis tipo 1 (NF1) [OMIM 162200 ORPHA 636 GARD 7866]

- Neurofibromatosis segmentaria (NFS) [OMIM 162200]

- Piebaldismo [OMIM 172800 ORPHA 2884 GARD 4344]

- *Pitiriasis rubra pilaris* (PRP) [OMIM 173200 ORPHA 2897 GARD 7401]

- Poroqueratosis de Mibelli clásica (PM) [OMIM 175800 ORPHA 735]

- Queratodermia   palmoplantar epidermolítica (QPP) [OMIM 144200 600962 ORPHA 2199 496 GARD 2826 5186]

- Síndrome de Albright (Albright) [OMIM 174800 ORPHA 562 GARD 6995]

- Síndrome de Ehlers-Danlos clásico (ED) [OMIM 130000 130010 ORPHA 98249 GARD 6322]

- Síndrome de Klippel trenaunay Weber (KTW) [OMIM 14900 ORPHA 2346]

- Síndrome de Legius (S. Legius) [OMIM 611431 ORPHA 137605 GARD 10714]

- Síndrome de LEOPARD (LEOPARD) [OMIM 151100 611554 613707 ORPHA 500 GARD 1100]

- Síndrome de Marfan (S. Marfan) [OMIM 154700 ORPHA 558]

- Síndrome de Noonan (Noonan) [OMIM 163950 605275 609942 610733 611553 613224 613706 615355 616559 616564 618499 618624 ORPHA 648 GARD 10955]

- Síndrome de Proteus (Proteus) [OMIM 176920 ORPHA 744 GARD 7475]

- Síndrome de Sturge Weber (S-W) [OMIM 185300 ORPHA 3205 GARD 7706]

- Síndrome de Waardenburg tipo I (W- I) [OMIM 193500 ORPHA 3440 GARD 5525]

- Síndrome del cuerno occipital (CO) [OMIM 304150 ORPHA 198 GARD 4017]

- Síndrome tricorrinofalángico (TRF) [OMIM 190350 190351 150230 ORPHA 77258 502 GARD 7801]

- XP [OMIM 278700 278720 278730 278740 278760 278780 610651 ORPHA 910 GARD 7910]

- Edad al momento del diagnóstico en años (Cuantitativa discreta)

≤ 1 año, 2-5 años, 6-9 años, 10-19 años y ≥ 20 años.

- Familias y patrones de herencia identificadas (Cualitativa nominal politómica): AD, AR, XD, XR, Ligada al cromosoma Y.

- Pacientes con complicaciones presentadas, secundarias a las alteraciones

cutáneas propias de las genodermatosis (Cualitativa nominal politómica):
Eritrodermia.

- Fotodaño (quemaduras solares, efélides solares, elastosis, lesiones premalignas, cáncer cutáneo).

- Infecciones micóticas (micosis superficiales).

- Infecciones bacterianas (piodermitis).

- Urticaria.

- Virosis.

- Zooparasitosis.

- Distribución de las genodermatosis por municipios (Cualitativa nominal politómica): Las Tunas, Puerto padre, Menéndez. Manatí, Majibacoa, Colombia, Jobabo y Amancio.

La recogida de la información en todas las etapas de la investigación se realizó por los colaboradores entrenados para uniformar la observación, a través de fuentes primarias constituidas por los pacientes mayores de edad y los padres o tutores de los menores de edad, y fuentes secundarias, constituidas por la historia clínica del paciente, las encuestas y los registros de los DMGM, DPGM y de la consulta provincial especializada multidisciplinaria de atención a pacientes con genodermatosis. Las técnicas utilizadas para obtener la información fueron la observación científica estructurada participativa y artificial, la entrevista médica cara a cara y el método clínico sustentado por el examen físico general, regional, por aparatos y sistemas, además de la revisiónde las fuentes secundarias.

Toda la información se recopiló en una base de datos en Microsoft Excel y el procesamiento se realizó con el paquete estadístico de programas SPSS versión 18 para Windows.

En la etapa de caracterización se realizó estudio de frecuencia mediante el cálculo de porcientos, proporción de pacientes con complicaciones presentadas, la prevalencia de genodermatosis diagnosticadas por municipios (número de enfermos/población del municipio x 10,000) y se realizó el mapa genético poblacional de las genodermatosis monogénicas en Las Tunas.

Para comparar los resultados de un municipio con otro se consideró la población de cada municipio, según la Oficina Nacional de Estadística e Información: 211,596 en el municipio Las Tunas; 91,879 en Puerto Padre; 48,208 en Jesús Menéndez; 29,930 en Manatí; 41,287 en Majibacoa; 32,167 en Colombia; 42,603 en Jobabo y 37,695 habitantes en Amancio.[113] Los resultados sonexpuestos mediante tablas de N x N.

2.1.7.2   Diseño metodológico de la etapa de elaboración

2.1.7.2.1   Aplicación de la variante Delphi del método de expertos

En la fase preliminar se conformaron dos grupos encargados de validar el instrumento diseñado, en este caso el grupo coordinador y el grupo de expertos. El grupo coordinador se conformó a partir de los miembros del grupo de Investigación, asumiendo la responsabilidad de seleccionar el grupo de expertos a partir de su nivel de conocimiento y competencia. Entre sus funciones estuvo la elaboración del cuestionario en primera instancia, para consultarlo con los expertos, interpretar los resultados parciales y finales de la investigación y supervisar la marcha correcta de la misma para realizar ajustes y correcciones. Para la selección del grupo de expertos, el primer paso fue fijar como criterio fundamental de selección la competencia de los candidatos en el área del conocimiento en que se inserta la investigación sobre la base de su currículo personal. Se preseleccionaron un grupo de especialistas en dermatología, genética médica clínica y pediatría fundamentalmente, con alto nivel científico, reconocido prestigio y vasta experiencia en la atención a este grupo de pacientes. Para evaluar su inclusión en la investigación, a todos se les aplicó una encuesta (Anexo 2) y fueron seleccionados los de mayor coeficiente de competencia (K), que se determinó mediante la fórmula K = ½ (kc + ka), donde kc es el coeficiente de conocimientos y ka es el coeficiente de argumentación.[102] Se obtuvo primero el coeficiente de conocimientos Kc, mediante la autovaloración y por medio de la argumentación que realizó el experto se pudo obtener el coeficiente de argumentación ka comparando los argumentos con respecto a un patrón. Posteriormente se sumaron todos los valores obtenidos y ese resultado fue el coeficiente de argumentación de cada experto.

El código para la interpretación de K fue el siguiente:[102]

Si $0.8 \leq K \leq 1$ el coeficiente de competencia del experto es alto.

Si $0.5 \leq K < 0.8$ el coeficiente de competencia del experto es medio.

Si $K < 0.5$ el coeficiente de competencia del experto es bajo.

El panel de expertos, se seleccionó teniendo en cuenta los siguientes criterios de inclusión: Ser especialistas relacionados con la atención de las genodermatosis con título de Máster o grado de Doctor en Ciencias con experiencia en la atención de estos pacientes, tener 10 años de experiencia o más en el sector de la salud o en el ejercicio de la docencia y obtener un coeficiente de competencia entre 0.5 y 1 $(0.5 < k < 1)$.

Cálculo de la cantidad mínima de expertos:[114]

Para ello se utilizó la fórmula: $K(ß\ t,pn\text{-}1\ /α)^2$, donde:

K: Número mínimo de expertos participantes, ß: Coeficiente de variación.

tp, n-1: Coeficiente de *Student*, (tabulado en dependencia de n y la probabilidad de confianza p).

n-1: Grados de libertad, α: Valor relativo del intervalo de confianza.

En la fase exploratoria el grupo coordinador confeccionó la primera versión del cuestionario, y se sometió, en una segunda ronda, a la validación por el grupo de expertos seleccionados con la intención de recabar los criterios cuantitativos y cualitativos más estables. El envío y la recepción del cuestionario se realizó por correo electrónico en archivo adjunto. Se le asignó un número a cada experto para garantizar el anonimato. Se realizaron tres rondas de consulta a expertos.

El cuestionario agrupa los *ítems* en siete categorías:

1. Necesidad de la metodología (*ítems* 1 - 4)

2. Seguridad y autonomía del paciente (*ítems* 5, 47)

3. Documentación y registro del paciente (*ítems* 7, 8, 46)

4. Componente diagnóstico (*ítems* 10 - 26)

5. Componente terapéutico (*ítems* 27 - 38)

6. Componente preventivo (*ítems* 6, 9, 39, 40, 45)

7. Seguimiento (*ítems* 41 - 44)

Las recomendaciones y criterios de los expertos, tras haberse realizado las rondas de consulta a expertos (Anexo 3), constituyeron la base para elaborar la metodología de atención a pacientes con genodermatosis, la cual incluye protocolos diagnóstico, terapéutico y preventivo, en los tres niveles de Salud, y un algoritmo de seguimiento.

Considerando que la relevancia es la importancia de la investigación que se aporta para la obtención de nuevos conocimientos y esta es pertinente en la medida que responde a las necesidades que se generan en el marco social que le sirve de contexto,[115] en la fase final se solicita la valoración por parte de los expertos

(Anexo 4) en cuanto a la relevancia, la pertinencia y los aportes de los resultados.

Los expertos otorgaron evaluación cualitativa, que se cuantificó desde 1 hasta 5, mediante escala tipo Likert,[114] utilizando los siguientes indicadores:

Muy adecuado (MA)=5, Bastante adecuado (BA)=4, Adecuado (A)=3,

Poco adecuado (PA)=2 e Inadecuado (I)=1.

Se realizaron mediciones epidemiológicas de frecuencia mediante cálculo de porciento. A partir de la evaluación realizada por los expertos, en las dos rondas que se llevaron a cabo, se procesaron los resultados para demostrar la confiabilidad y de esta manera proporcionar mayor autenticidad al estudio, mediante cálculo de la media y desviación estándar (SD).

Para probar el nivel de acuerdo entre ellos, teniendo en cuenta el grado de coincidencia de las valoraciones realizadas, se utilizó el coeficiente de coincidencia de Kendall (W), cuyo valor debe oscilar entre 0 y 1. El W=1 significa una concordancia de acuerdos total y el valor W= 0 un desacuerdo total, entre los expertos. El valor 0.5 indica un equilibrio entre los expertos y los menores de 0.5 se consideran como una tendencia al desacuerdo entre los expertos.[114] Los resultados del análisis de esta etapa son expuestos mediante polígono de frecuencia y tablas de N x N.

2.1.7.2.2   Elaboración de los protocolos diagnóstico, terapéutico y preventivo, para los tres niveles de atención

Se protocolizaron los diagnósticos, tratamiento y medidas preventivas de las genodermatosis monogénicas más comunes, en la consulta multidisciplinaria de la Atención Primaria de Salud, del DMGM (Anexo 5) consulta multidisciplinaria de genodermatosis en DPGM (Anexo 6), y en CNGM (Anexo 7). Para la elaboración de estos se tuvo en cuenta el criterio de los expertos basado en el conocimiento teórico sobre criterios diagnósticos establecidos y la experiencia de los mismos en su trabajo con este grupo de afecciones, contextualizado en Cuba.

Elementos considerados para los protocolos:

Se utiliza método clínico como la base para realizar el diagnóstico definitivo. Se considera la aparición cronológica de las manifestaciones clínicas para el diagnóstico oportuno.

Se establecen elementos clínicos distintivos de diferentes genodermatosis que permiten realizar los diagnósticos diferenciales con patologías muy similares.

Se propone la modificación de los criterios diagnósticos de NF1.

Se proponen criterios diagnósticos para facilitar el diagnóstico clínico de XP. Se utiliza el método epidemiológico para la identificación del riesgo genético, utilizando el árbol genealógico, en más de tres generaciones en la familia.

La biopsia de piel se realiza en las genodermatosis que la dermatoscopía y otros estudios complementarios no sean suficientes para el diagnóstico.

A no ser que sea extremadamente necesario para el diagnóstico no se realizan biopsia de las lesiones de piel, ni estudios invasivos (TAC, RMN, procederes anestésicos y quirúrgicos) en menores de dos años.

Se establece no abusar de los estudios invasivos tanto para el diagnóstico como el seguimiento.

Los tratamientos son personalizados tomando en consideración el diagnóstico, estado dermatológico, extensión de las lesiones, edad del paciente y afectación de otros sistemas.

Se recomienda suministrar vitaminoterapia administrados a través de la dieta, y se apoyará de forma farmacológica cuando sea necesario según el estado clínico de los pacientes. Uso de Vitamina D como profilaxis de raquitismo en pacientes que necesitan fotoprotección extrema como el XP y albinismo.

Los corticosteroides sistémicos se usarán en los pacientes con mastocitosis sistémica, y en aquellos con enfermedad de Hailey-Hailey en estado agudo.

El uso de retinoides tópicos y sistémico estará reservado para genodermatosis con hiperqueratosis marcada (ictiosis epidermolíticas, *pitiriasis rubra pilaris*, enfermedad de Darier).

Se brindará asesoramiento genético a todos los pacientes y la familia, encaminado a disminuir el riesgo reproductivo y se educará al paciente y la familia en relación con estilos de vida encaminados a prevenir complicaciones y mejorar su calidad de vida.

2.1.7.2.2.1 Propuesta de modificación de los criterios diagnósticos de NF1

Teniendo en cuenta que el síndrome de Legius es indistinguible clínicamente de NF1 y cumple con los criterios de la presencia de MCCL y signo de Crowe,[71] se propone modificar los criterios diagnósticos actuales para NF1.

Para evaluar la propuesta de modificación de los criterios diagnósticos de NF1, unificando el criterio de la presencia de MCCL y el signo de Crowe en uno solo, se realizó un estudio cuasi-experimental, modalidad postintervención, sin grupo control, estudiándose los 119 pacientes que cumplían los criterios diagnósticos para NF1, durante 1989 a 2021.

Las variables a estudiar fueron:

- La distribución de los criterios diagnósticos de la NF1, acordado en 1988 en una reunión de expertos.[66] (Ver capítulo 1)

- El resultado del estudio genético molecular por método indirecto utilizando como marcador un polimorfismo de longitud de fragmento de restricción (Rsa I NF1 exón 5),[116] el cual se realizó al paciente y ambos padres, mayores de 10 años, que presentaban MCCL y signo de Crowe, sin otros elementos clínicos.

- Positividad para NF1

- Negatividad para NF1.

Se llevaron a cabo métodos de medición epidemiológica dados por proporción de pacientes según las manifestaciones diagnósticas y el índice de positividad (IP) en aquellos con MCCL y/o presencia de efélides en región axilar o inguinal que cumplían con los criterios diagnósticos de NF1. Se consideró que cumplían los criterios diagnósticos modificados y, por tanto, diagnóstico de NF1 cuando el estudio molecular para NF1 corroboraba el mismo. Se consideró el diagnóstico de síndrome de Legius cuando el estudio molecular para NF1 fue negativo.

Para determinar efectividad entre los criterios propuestos y los resultados encontrados, se utilizó el método de medición estadístico inferencial determinándose el *test* exacto de Fisher (F) y corrección ajustada de Yates (X^2Y). Se consideró de alta significación, por tanto, se aceptó relación entre los criterios propuestos y el diagnóstico de NF1, cuando p≤0.05 para un 95% de confiabilidad. Para determinar el grado de acuerdo entre pacientes diagnosticados de NF1 según criterios actuales y los criterios modificados se determinó el índice Kappa de Cohen (KC), el cual fue interpretado de la siguientemanera (Landis y Koch):[117]

<0.20:   Débil concordancia

0.20-0.40: Aceptable concordancia

0.40-0.60: Moderada concordancia

0.60-0.80: Considerable concordancia

>0.80:   Muy buena concordancia

Con un índice de significancia de P≤0.05

H_0: No existe concordancia H_A: Existe concordancia y coincidencia

Los resultados se han expuestos en tablas de contingencia de 2 x 2 y gráficos de barra y pastel.

2.1.7.2.2.2   Propuesta de criterios diagnósticos de XP

Para evaluar la propuesta de criterios diagnósticos de XP se realizó un estudio cuasi-experimental, modalidad postintervención, sin grupo control, llevada a cabo en el año 2020. Teniendo en cuenta que el XP es una enfermedad de muy baja incidencia, sin embargo los casos de DAC presentan una mayor incidencia, se determinó realizar el estudio para validar estos criterios aplicándolos en un grupo de estudio, que constituyó la muestra de estudio, mediante muestreo aleatorio simple, formado por 150 infantes (menores de 19 años) actínicos, procedentes de la base de datos nacional de DAC, dentro de los que se encontraban pacientes con XP, diagnosticados en base a los antecedentes familiares, lesiones de fotodaño crónico, biopsia de piel y el ensayo Cometa corroboró el diagnóstico. Este estudio molecular evalúa la capacidad de reparación del ADN.[26]

Las variables estudiadas fueron:

1-   Criterios mayores propuestos:

-       Fotoenvejecimiento prematuro.

-       Historia familiar de XP con consanguinidad (APF de XP).

2-   Criterios menores propuestos:

-       Fototipo de piel I o II.

-       Fotodaño cutáneo.

-       Biopsia de piel con lesiones sugestivas de lesiones premalignas.

-       Neoplasias cutáneas malignas.

-       Fotodaño ocular.

- Tumores neoplásicos en otros órganos.

- Afectación neurológica.

Se consideró que se cumplían los criterios diagnósticos cuando el paciente presentaba un criterio mayor con dos o más menores; o la presencia de dos criterios mayores.

Se consideraron efectivos los criterios diagnósticos propuestos para XP, cuando el IP≥85% para pacientes XP e IP<15% para los pacientes con otros diagnósticos de fotodaño.

Se llevaron a cabo métodos de medición epidemiológica dados por el cálculo de porciento e IP, además, se utilizó el método de medición estadístico inferencial determinándose F y X^2Y. Al evaluar el nivel de confianza, se consideró de alta significación, por tanto, se aceptó relación entre los criterios propuestos y el diagnóstico de XP, cuando p≤0.05 para un 95% de confiabilidad.

Para determinar el grado de acuerdo entre pacientes diagnosticados de XP según criterios diagnósticos propuestos y estudio genético de la cola se determinó el índice KC. Con un índice de significancia de P≤0.05

H_0: No existe concordancia

H_A: Existe concordancia y coincidencia

Los resultados se han expuestos en tablas de contingencia de 2 x 2.

2.1.7.2.3   Algoritmo de seguimiento

El algoritmo estuvo apoyado en la red del PNG, y constituye una guía para establecer el seguimiento de los pacientes con genodermatosis en todos los niveles de atención de Salud. (Anexo 8)

Algunos elementos que se tomaron en consideración:

La atención de los pacientes integra los tres niveles de atención.

Se mantiene pesquisa activa permanente de los casos, desde la Atención Primaria de Salud, mediante la atención multidisciplinaria de los pacientes por el equipo básico formado por máster en genética clínica, dermatólogo, médico general y otras especialidades, y el uso del árbol genealógico que permite, a partir del caso *propositus*, el diagnóstico de casos afectados en una familia, así como portadores del gen afectado, los cuales se incorporan al PNG.

En consulta multidisciplinaria de genodermatosis serán atendidos todos los pacientes que se sospeche presentan una genodermatosis, independientemente de la edad.

Se estable la referencia de los pacientes para estudios complementarios y abordaje de las complicaciones.

Toma en consideración la edad del paciente para la realización de estudios invasivos.

Se establece el tratamiento acorde al diagnóstico, estado de la piel, manifestaciones sistémicas, incorporando al psicólogo y la medicina física y rehabilitación a la atención.

La atención será multidisciplinaria e incluirá la atención psicológica y rehabilitación.

El seguimiento se realizará acorde al diagnóstico y evolución del paciente. En aquellas con compromiso de otros órganos y sistemas o de mayor expresividad serán evaluados cada seis meses (mastocitosis, NF1, defecto ectodérmico congénito, algunas formas de EA, ED, Incontinencia *pigmenti*, enfermedad de Darier, XP, esclerosis tuberosa) y aquellas sin compromiso de otros órganos y sistemas (IV, queratodermia palmoplantar, EA simple, *pitiriasis rubra pilaris*, poroqueratosis de Mibelli, síndrome de Hailey-Hailey), serán evaluados y seguidos por el dermatólogo y máster en genética clínica de las áreas de Salud, al menos una vez al año.

La atención incluirá a todos los miembros afectados de la familia.

2.1.7.3   Diseño metodológico de la etapa de implementación

Se capacitó para su superación, a todo el personal que participó en el proceso de implementación a través de talleres y cursos y se desarrolló la aplicación "Genodermatología", disponible para teléfonos celulares androides versión 4.1 o más actualizados, contemplando de forma didáctica y actualizada la protocolización del diagnóstico, tratamiento, y prevención, además del algoritmo de seguimiento para los pacientes con genodermatosis, pudiendo descargarse desde los sitios https://www.apklis.cu y https://genodermatologia.uptodow.com/android.[118] (Anexo 9) Se procedió a la implementación de la metodología, y se registraron los casos nuevos.

2.1.7.4   Diseño metodológico de la etapa de evaluación

Para evaluar la efectividad se realizó un estudio de intervención cuasi-experimental, modalidad antes–después, a través de un estudio comparativo, sin grupo control. Con el esquema G: O_0... x....O_1, donde:

G: Grupos de sujetos (población).

O: Estudios realizados a los sujetos de análisis (mediciones).

O_0: Medición realizada antes del estímulo (mediciones preprueba).

O_1: Mediciones realizadas después del estímulo (mediciones postprueba). X: Estímulo (aplicación de la metodología).

La población estuvo integrada por G=390 pacientes con diagnóstico de alguna genodermatosis monogénica (registrados en la base de datos del DPGM Las Tunas). La medición final se realizó tres años después de la implementación de la metodología.

Las variables a evaluar antes y después de aplicado el estímulo fueron las mismas tenidas en cuenta antes de la elaboración de la metodología, incluyendo, además:

- Casos nuevos diagnosticados por año. (Cuantitativa discreta).

Tomando como referencia a partir del año 2010, que es cuando se comenzó a registrar los casos por año, en el DPGM Las Tunas.

- Evolución clínica del estado dermatológico en genodermatosis que cursan con alteraciones del tegumento cutáneo (AOC, DEH, enfermedad de Darier, enfermedad de Hailey-Hailey, EA, ictiosis, mastocitosis cutánea, PRP, PM, QPP,XP) teniendo en cuenta que:

- Se consideró mejoría clínica cuando hubo: Disminución de la aparición de lesiones nuevas; disminución de lesiones en estado agudo; y piel con características más adecuadas en cuanto a la textura, elasticidad, hidratación, con menos xerodermia y menos queratodermia.

- Sin mejoría clínica cuando se mantienen las condiciones desfavorables del tegumento cutáneo.

- Evolución clínica de las manifestaciones extracutáneas (musculoesqueléticas, cardiovasculares, neurológicas, otros órganos y sistemas) teniendo en cuenta que:

- Se consideró mejoría clínica cuando hubo: Mejoría de las manifestaciones extracutáneas (convulsiones, escoliosis, luxaciones, hemorragias, etc) y disminución de las complicaciones.

- Sin mejoría clínica cuando se mantienen las condiciones desfavorables de las manifestaciones extracutáneas y sus complicaciones.

Se calcularon las tasas de incidencia, tasas de prevalencia sobre la base de 10,000 habitantes, tomando en consideración la población de la provincia de Las Tunas (535,715 habitantes en el año 2018 y 533,704 habitantes en el año 2020), según el

Anuario estadístico de Salud en Cuba.[119,120] Se calculó la frecuencia poblacional según ley de Hardy Weinberg $(p^2+2pq+q^2=1)$[100] tomando las familias afectadas, la media edad al momento del diagnóstico, comparación de las proporciones de pacientes con complicaciones, la proporción de pacientes con mejoría de la evolución clínica del estado dermatológico y evolución clínica de las manifestaciones extracutáneas y para relacionarlas antes y después de la implementación de la metodología se utilizó la prueba estadística de Chi cuadrado de Mc-Nemar (McNemarX^2) y McNemarX^2Y, con significación estadística p≤0.05. Se utilizó el paquete estadístico SPSS, versión 18 para Windows. Se presentan los datos organizados mediante gráficos de barra, columna, y tabla de NxN.

2.1.7.4 .1 Diseño de la evaluación de la calidad de vida

En esta etapa el estudio fue descriptivo y transversal. La población estuvo integrada por 45 adolescentes (edad entre 10 a 19 años)[121] que cumplieron con los criterios de inclusión y exclusión. Los pacientes fueron evaluados a ciega, antes y después de haberse diseñado e implementado la metodología.

Las afecciones que presentaban fueron EA simple, ED, NF1, NFS, mastocitosis cutánea, incontinencia *pigmenti*, síndrome de LEOPARD, XP, histiocitosis X, albinismo oculocutáneo, queratodermia palmoplantar, enfermedad de Darier, *pitiriasis rubra pilaris*, poroqueratosis de Mibelli e hipomelanosis de Ito. Se tomó este grupo de edad porque era necesario que el paciente comprendiera el alcance de las preguntas incluidas en el cuestionario general de calidad de vida en dermatología (CGCVD).[122]

Criterios de inclusión: El paciente sea diagnosticado de alguna genodermatosis, edad entre los 10 a 19 años, y estar de acuerdo en participar manifestado mediante consentimiento informado de los padres o tutores. (Anexo 1)

Criterios de exclusión: Antecedentes de trastornos neurosiquiátrico que no le permita comprender las preguntas, ni las acciones a implementar, que el paciente o sus familiares decidan abandonar la investigación, que el paciente o sus familiares no acudan a consulta y se pierda su seguimiento.

En esta fase la investigación consistió en aplicar a los pacientes el CGCVD, (Anexo 10) avalado por un grupo de expertos del Grupo Nacional de Dermatología y la Sociedad Cubana Nacional de Dermatología. El cuestionario fue aplicado por los psicólogos (colaboradores) de las áreas de salud y evaluado por los especialistas del equipo de investigación.

Para evaluar la calidad de vida se estudiaron las dimensiones:[122]

- Salud física: Síntomas físicos, sensaciones causadas por la enfermedad o su tratamiento.

- Salud funcional: Capacidad del sujeto de cuidarse por sí mismo, grado de independencia para su actividad física, tareas familiares y labores o escolares habituales.

- Salud psicológica: Incluye el razonamiento cognoscitivo (emocional especialmente el estado anímico), el nivel de satisfacción vital, la felicidad y percepción general de salud. Se refiere a las actividades diarias y de distracción.

- Salud social: Interacción del sujeto enfermo con su entorno, relaciones personales, sus contactos sociales (grado de aislamiento social) y el estado de autoestima ante una enfermedad crónica.

Guía de evaluación:

1- Valoración de cada uno de los *ítems* de calidad de vida.

El valor individual de cada *ítem* depende de si la pregunta es directa o inversa siguiendo el patrón que se detalla en la escala. (Anexo 10)

2-   Valoración de cada una de las dimensiones

Los valores individuales de cada *ítem* se agrupan por las dimensiones y se calcula la media aritmética del valor de cada dimensión. Basándose en la valoración de cada dimensión se aplica la escala médica cualitativa para concluir la calidad de vida del paciente.

Escala médica cualitativa de calidad de vida para pacientes dermatológicos:

-    Buena calidad de vida: Todas las dimensiones con valoración buena.

-    Calidad de vida regular: Una dimensión con valoración de mala y el resto buenas, o dos dimensiones con valoración de regular y el resto buena.

-    Mala calidad de vida:

    a) Una dimensión con valoración de mala, otra regular y el resto buenas.

    b) Dos dimensiones con valoración de mala y el resto buenas.

    c) Tres o más dimensiones con valoración de regular o mala.

Se evaluó la calidad de vida calculando la media aritmética con una escala de valores y para conocer la frecuencia de las mismas en las distintas enfermedades se realizó cálculo de porciento.

Escala de valores para la calidad de vida:

Mala=1-2.99, Regular=3-3.99, Buena=4-5

2.2 Aspectos éticos

La investigación se sometió a la aprobación del Comité de ética de la investigación y el Consejo científico del Hospital Pediátrico Provincial Docente "Mártires de Las Tunas" como institución ejecutora, acorde con los principios del código de Nuremberg redactado en 1947, y la declaración de Helsinki, originalmente adoptada en 1964 y modificada posteriormente actualizándose en el año 2000, que establecen los principios básicos para toda investigación médica:[123]

- Es deber del médico proteger la vida, la salud, la privacidad y la dignidad del ser humano.

- Debe ser conducida solamente por un personal científicamente calificado y bajo la supervisión de un personal médico clínicamente competente. La responsabilidad por el ser humano siempre recae en la persona médicamente calificada y nunca en el sujeto de investigación, aun cuando el sujeto haya dado su consentimiento.

- El diseño y el método de cada procedimiento experimental, que involucre a humanos, deben ser claramente formulados en un protocolo de investigación que será expuesto a revisión por un Comité de ética.

- Cada proyecto de investigación médica debe ser precedida por una cuidadosa valoración de los riesgos predecibles en comparación con los beneficios que se anticipan para los mismos sujetos o para otros.

- En cualquier investigación en humanos, cada potencial sujeto debe ser adecuadamente informado de su derecho a no participar en el estudio o a retirarse de este cuando lo considere y sin que se tomen represalias por ello. Después que el sujeto ha comprendido la información, el médico debe obtener el consentimiento informado otorgado libremente y por escrito. Si no puede ser de esta manera, entonces se hará formalmente ante testigos.

- Para un sujeto de investigación incompetente física o mentalmente e incapaz de dar su consentimiento, o si es un menor de edad, el investigador debe obtener el consentimiento informado de un representante legalmente autorizado. Estos grupos no deben ser incluidos en una investigación, a menos que esta sea necesaria para promover la salud de la población representada y pueda ser realizada en personas legalmente competentes.

- Para proteger la información de los pacientes se utilizan códigos de identificación conocidos solo por los investigadores.

El consentimiento informado es un proceso de información al paciente o a su representante en el que se le explica, de modo comprensible, todo lo que se le debe pedir. Encierra una serie de cuestionamientos que dan respuesta, finalmente, al derecho que tiene el paciente de participar o no en el proceso de investigación y culmina con la firma del documento una vez que el paciente, adecuadamente informado, autoriza la realización del proceso.[124] Para la participación en el estudio, se obtuvo el consentimiento informado por escrito y los datos se codificaron para proteger la identidad de los pacientes.

CAPÍTULO 3: ANÁLISIS Y DISCUSIÓN DE LOS RESULTADOS

CAPÍTULO 3: ANÁLISIS Y DISCUSIÓN DE LOS RESULTADOS

3.1   Análisis de la caracterización de las genodermatosis monogénicas en Las Tunas, en el periodo 1989-2018

Al estudiar las genodermatosis monogénicas de mayor frecuencia en la provincia Las Tunas, así como los grupos de edad al diagnóstico (Tabla 1), se pudo apreciar que predominaron la NF1 con 22.49%, seguido del ED clásico con 18.94% y la IV con 17.63% de los casos.

Al estudiar la edad al diagnóstico se observó de forma general, que el grupo de edad en la que más se diagnostican estas alteraciones genéticas es en el de 10-19 años con el 31.73% de los casos.

En la literatura revisada nacional e internacional las genodermatosis son presentadas como enfermedades raras o se presentan estudio de algunos grupos familiares, encontrándose escasos estudios de caracterización. En estudio realizado por Dorticós y colaboradores (1989), que caracteriza al grupo heterogéneo de las genodermatosis en La Habana en el período de 1980 a 1986, predominó la IV (37.7%), seguido de la NF1 (18.8%),[19] fenómeno que se observó opuesto en el presente estudio.

En un estudio más reciente, Sánchez y colaboradores (2020), en el municipio pinareño de San Juan y Martínez, en el periodo 2018-2019, encontraron predominio de la ictiosis (27.5%), EA (25%), NF1 (20%).[6] Lo coincidente en estos estudios y la presente investigación es el predominio de genodermatosis AD. Tanto la NF1 como el ED clásico y la IV son genodermatosis con patrones de herencia AD,[7,25] en cuyos rasgos o malformaciones se presentan en todas las generaciones, aunque el individuo sea heterocigótico.[49] Esto explica su mayor frecuencia en las familias afectadas.

En el presente estudio la mayoría de los pacientes presentaron NF1 y ED, en las cuales los síntomas y signos que permiten realizar el diagnóstico aparecen entre la edad escolar y la adolescencia. En una misma familia, puede haber individuos con diferentes formas de expresión (intensidad de los síntomas) en una misma enfermedad y por tanto los signos y síntomas pueden aparecer en edades más tardías.[125] Llamó la atención que la totalidad de los pacientes con enfermedad de Hailey-Hailey se diagnosticaron después de la pubertad, esto se explica porque es a esta edad que comienzan a manifestarse los signos y síntomas, en la adolescencia tardía o posterior a los 20 años.[126]

De los pacientes registrados en la investigación, hubo 44 familias (Tabla 2) con dos o más individuos afectados en más de tres generaciones identificados mediante el árbol genealógico, y de ellas 37 familias (88.10 %) con patrón AD, correspondiendo a NF1, IV, EA simple, enfermedad de Darier, queratodermia palmoplantar, poroqueratosis de Mibelli y ED. No se identificaron familias con herencia recesiva ligada al cromosoma X, ni ligada al cromosoma Y.

Poder identificar a las familias y sus miembros afectados permite que la familia tenga un mejor conocimiento de la enfermedad y estén mejor preparados para afrontar nuevos estilos de vida que le permitan al paciente insertarse socialmente y favorece también una reproducción consciente.

En relación a los enfermos con complicaciones (Gráfico 1) predominaron los afectados con piodermitis con 17.18%, seguido del fotodaño con 6.16%.

La piel es el órgano que sirve de barrera de protección contra agresiones externas del medio, pero en situaciones de alteraciones estructurales del tegumento cutáneo, como ocurre en la mayoría de las genodermatosis, se afecta esta función, conllevando a la aparición de infecciones.[28]

Los pacientes con disminución del pigmento melánico como ocurre en el albinismo, o aquellos con daño en la reparación del ADN como ocurre en el XP, son propensos a desarrollar fotodaño.[28]

Al estudiar la distribución de las genodermatosis por municipios (Figura 1 en epígrafe 3.4 evaluación de la metodología) se observó que los municipios con mayor afectación son Majibacoa con 6.54:10,000 habitantes, seguido de Las Tunas con el 6:10.000 habitantes; predominando las enfermedades AD, sin embargo, las enfermedades AR se observaron en Manatí, con EA de tipo Herlitz, que tenía antecedentes familiares de un tío materno fallecido y consanguinidad entre los padres, y en el municipio Colombia se determinó la presencia de XP con vínculos familiares con una familia afectada procedente de otra provincia (Ciego de Avila), en el cual se pudo determinar la presencia de consanguinidad.La consanguinidad representa la unión entre dos personas descendientes de antecesores comunes, hasta el grado de parentesco de primos de segundo grado o más cercano. Un matrimonio consanguíneo aumenta los riesgos de trasmisión de genes del 25–50% en enfermedades autosómicas recesivas, porque aumenta la probabilidad de que se puedan combinar dos alelos afectados y se produzca el nacimiento de un individuo enfermo.[127]

Consideraciones finales

Existió predominio de las NF1, seguido del ED e IV y la edad más frecuente al diagnóstico fue en el grupo de 10-19 años. Se han podido identificar varias familias con dos o más individuos afectados de alguna genodermatosis, en las cuales predominó el patrón de herencia AD. Las complicaciones más frecuentes fueron la piodermitis y el fotodaño. Se encontró transmisión genética autosómica recesiva por consanguinidad en Manatí y Colombia.

Tabla 1: Frecuencia de aparición de las genodermatosis y edad al diagnóstico

Genodermatosis	≤ 1 año		2-5 años		6-9 años		10-19 años		≥20 años		Total	
	No	%	No	%	No	%	No	%	No	%	No	%
NF1	12	5.30	13	5.73	10	4.41	13	5.73	3	1.32	51	22.49
ED	6	2.64	7	3.08	9	3.96	21	9.26	0	0	43	18.94
IV	0	0	6	2.64	12	5.29	22	9.70	0	0	40	17.63
AOC	10	4.41	3	1.32	0	0	1	0.44	0	0	14	6.17
Mastocitosis	5	2.20	2	0.88	3	1.32	5	2.20	0	0	15	6.60
I. Pigmenti	4	1.76	4	1.76	0	0	0	0	0	0	8	3.52
DEH	2	0.88	3	1.32	0	0	2	0.88	0	0	7	3.08
S-W	6	2.64	0	0	0	0	0	0	0	0	6	2.64
EA simple	2	0.88	2	0.88	0	0	0	0	0	0	4	1.76
EA Herlitz	0	0	0	0	1	0.44	0	0	0	0	1	0.44
ET	3	1.32	1	0.44	0	0	1	0.44	0	0	5	2.20
QPP	0	0	0	0	3	1.32	1	0.44	0	0	4	1.76
Hailey-H	0	0	0	0	0	0	0	0	3	1.32	3	1.32
IL	3	1.32	0	0	0	0	0	0	0	0	3	1.32
LEOPARD	1	0.44	1	0.44	0	0	2	0.88	0	0	4	1.76
XP	0	0	0	0	1	0.44	1	0.44	0	0	2	0.88
CvsG	2	0.88	0	0	0	0	0	0	0	0	2	0.88
Darier	1	0.44	0	0	1	0.44	0	0	0	0	2	0.88
H. Ito	0	0	1	0.44	1	0.44	0	0	0	0	2	0.88
Piebaldismo	1	0.44	0	0	0	0	1	0.44	0	0	2	0.88
PRP	0	0	0	0	2	0.88	0	0	0	0	2	0.88
Noonan	1	0.44	0	0	0	0	1	0.44	0	0	2	0.88
AC	1	0.44	0	0	0	0	0	0	0	0	1	0.44
Cutis laxa	0	0	0	0	0	0	1	0.44	0	0	1	0.44
Histiocitosis X	0	0	0	0	1	0.44	0	0	0	0	1	0.44
PM	0	0	1	0.44	0	0	0	0	0	0	1	0.44
Albright	0	0	0	0	1	0.44	0	0	0	0	1	0.44
Total	60	26.43	44	19.38	45	19.82	72	31.73	6	2.64	227	100

Tabla 2: Familias identificadas y los patrones de herencia

Genodermatosis	Patrones de herencia						Total	
	AD		AR		XD			
	No	%	No	%	No	%	No	%
NF1	21	50	0	0	0	0	21	50
IV	7	16.67	0	0	0	0	7	16.67
EA simple	3	7.14	0	0	0	0	3	7.14
DEH	0	0	2	4.76	0	0	2	4.76
Darier	2	4.76	0	0	0	0	2	4.76
I. Pigmenti	0	0	0	0	2	4.76	2	4.76
QPP	2	4.76	0	0	0	0	2	4.76
ED	1	2.38	0	0	0	0	1	2.38
IL	0	0	1	2.38	0	0	1	2.38
PM	1	2.38	0	0	0	0	1	2.38
Total	37	88.10	3	7.14	2	4.76	42	100

Gráfico 1: Pacientes con complicaciones

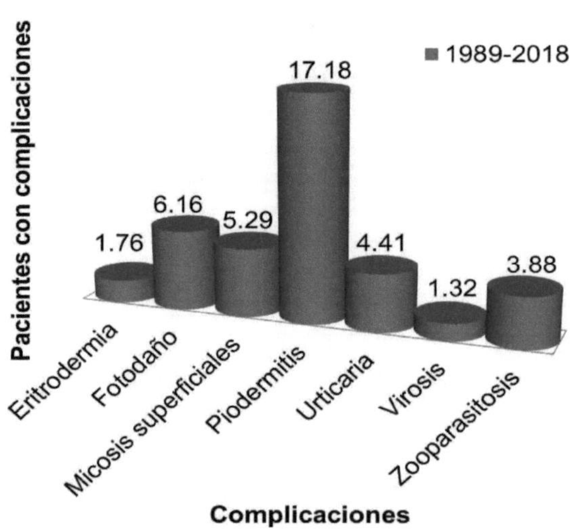

3.2   Análisis de elaboración de la metodología

3.2.1   Análisis de la selección del grupo de expertos

Para la aplicación de la variante Delphi del método de expertos, se seleccionaron 30 expertos (Tabla 3), predominando los especialistas en dermatología y genética, ambos con 33.34%, los pediatras con 16.67%. Referente a las categorías predominaron los profesores auxiliares y master en Ciencias, ambos con 66.66% y el 63.33% eran especialistas de segundo grado. Con respecto al coeficiente de competencia (Gráfico 2), el más bajo registrado fue de 0.7 K (medio) y el más alto de 0.9 K (alto), con promedio general fue de 0.8; por lo que se puede plantear que el coeficiente de competencia fue alto.

Partiendo de la caracterización de las genodermatosis, en la que se demostró la presencia de estas afecciones en la población tunera y su frecuencia, se realizó inicialmente una propuesta de elementos para diseñar la metodología para la atención a estos pacientes.

Al consultar al grupo de expertos (Tabla 4) se observó que, en la primera ronda, aunque predominó la evaluación del cuestionario como muy adecuada con una media de 14 y SD=10.783586, no hubo tendencia al consenso entre los expertos alcanzándose W=0.47.

Los expertos consideraron que el conocimiento sobre estas enfermedades es pobre tanto en la población, como en el personal médico, lo cual contribuye a la no detección de los casos y, por tanto, no se implementa el PNG adecuadamente. Se hizo necesario proponer modificar los criterios diagnósticos de la NF1 dada la similitud clínica con el síndrome de Legius. Otro de los aspectos a evaluar fue los criterios diagnósticos para el XP dada la dificultad que resulta de diferenciarlo del DAC. Se planteó la necesidad de personalizar los tratamientos acordes al diagnóstico, la edad del paciente, el estado dermatológico, la extensión de las lesiones y la presencia de manifestaciones extracutáneas. Se propuso involucrar al dermatólogo en acciones diagnósticas, preventivas y el seguimiento de los pacientes.

En el análisis de la segunda ronda de las propuestas consultadas (Tabla 4) no hubo criterios inadecuados, ni poco adecuados, los expertos coincidieron en considerarlas como muy adecuada o bastante adecuadas, obteniéndose medias de 27 (SD=3.7416575) y 1.86 (SD=2.4159336) respectivamente. Se alcanzó W=0.90, por lo que se consideró que se logró consenso entre los expertos. Los criterios emitidos por los expertos, permitieron la elaboración de la metodología. En la etapa final se evalúo la opinión de los expertos en relación a la relevancia, pertinencia y aporte de los resultados. El 100% concordó, con W=1, que la metodología es relevante para la atención de los pacientes con genodermatosis monogénicas más comunes, responde a las necesidades que generaron su elaboración, y los resultados de los indicadores demuestran su aporte práctico y validez.

Entre los inconvenientes descritos del método Delphi están la no existencia de directrices que marquen el consenso entre los expertos y que los resultados, son las percepciones de los expertos. En cuanto a las ventajas permite obtener y participar en el procedimiento de validación, a expertos distribuidos geográficamente, lo que lo convierte en una técnica factible.[128]

El método Delphi constituyó una técnica que, mediante el consenso de expertos, permitió la elaboración y validación de la metodología para la atención integral a pacientes con genodermatosis monogénicas más comunes.

Tabla 3: Expertos según la especialidad, grados científicos y académicos

Especialidad	Categoría docente				Categoría científica				Grado científico		Total de Expertos	
	Ax		T		MsC		DrC		2do			
	No	%	No	%	No	%	No	%	No	%	No	%
Dermatología	6	20	4	13.35	6	20	4	13.35	7	23.34	10	33.34
Genética	7	23.3.4	3	10	7	23.34	3	10	6	20	10	33.34
Pediatría	3	10	2	6.66	3	10	2	6.66	3	10	5	16.67
Imagenología	1	3.33	0	0	1	3.33	0	0	0	0	1	3.33
Neonatología	1	3.33	0	0	1	3.33	0	0	1	3.33	1	3.33
Anestesia	1	3.33	0	0	1	3.33	0	0	0	0	1	3.33
Epidemiología	1	3.33	0	0	1	3.33	0	0	1	3.33	1	3.33
Inmunología	0	0	1	3.33	0	0	1	3.33	1	3.33	1	3.33
Total	20	66.66	10	33.34	20	66.66	10	33.34	19	63.33	30	100

Gráfico 2: Expertos según la especialidad y coeficiente de competencia

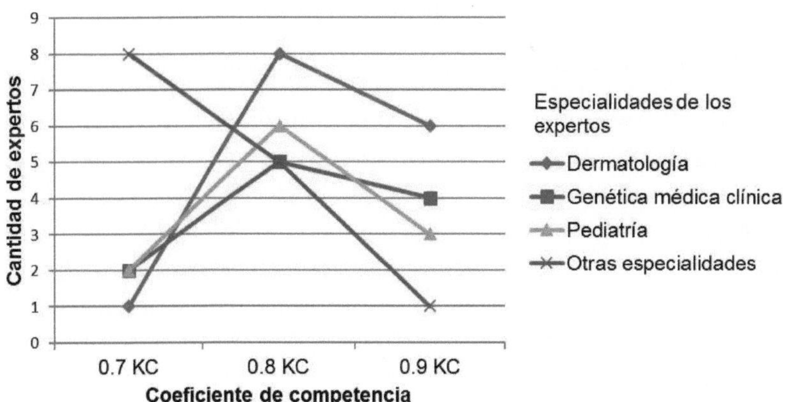

Tabla 4: Distribución de la frecuencia de las consultas a expertos

Primera ronda

Categorías	PA		A		BA		MA	
	No.	%	No.	%	No.	%	No.	%
Necesidad de la metodología	0	0	0	0	0	0	30	100
Seguridad y autonomía del paciente	0	0	3	10	11	36.67	16	53.33
Documentación y registro del paciente	0	0	0	0	0	0	30	100
Componente diagnóstico	1	3.33	18	60	7	23.33	4	13.34
Componente terapéutico	1	3.33	5	16.67	16	53.33	8	26.67
Componente preventivo	1	3.33	12	40	12	40	5	16.67
Seguimiento	1	3.33	15	50	9	30	5	16.67
Media	0.57		7.57		7.86		14	
SD	0.49487165		6.8213353		5.591539		10.783586	

W=0.47

Segunda ronda

Categorías	PA		A		BA		MA	
Necesidad de la metodología	0	0	0	0	0	0	30	100
Seguridad y autonomía del paciente	0	0	0	0	0	0	30	100
Documentación y registro del paciente	0	0	0	0	0	0	30	100
Componente diagnóstico	0	0	3	10	6	20	21	70
Componente terapéutico	0	0	3	10	5	16.67	22	73.33
Componente preventivo	0	0	2	6.67	2	6.67	26	86.66
Seguimiento	0	0	0	0	0	0	30	100
Media	0		1.14		1.86		27	
SD	0		1.3552618		2.4159336		3.7416575	

W=0.90

3.2.2 Análisis de la propuesta de modificación de los criterios diagnósticos de NF1

Las rasopatias agrupan a un conjunto de enfermedades hereditarias causadas por mutaciones en la vía metabólica denominada RAS-MAPK (*mitogen activated protein kinase*). En este grupo se encuentran la NF1 y el síndrome de Legius. Para distinguir una rasopatía de otra, se hace necesario reunir los elementos clínicos diagnósticos específicos de cada una.[129]

La NF1 es un trastorno neurocutáneo, que se debe a una alteración del gen de la neurofibromina. Los criterios diagnósticos fueron establecidos en 1987.[72] (descritas en el Capítulo 1)

En el año 2007, Brems describió, en pacientes con diagnóstico de NF1 *like*, una mutación heterocigótica en el gen SPRED1 localizado en el cromosoma 15q14 que implica pérdida de función de una de las proteínas implicada en la vía patogénica RAS-MAPK, similar a la neurofibromina y por ello muestra similitudes clínicas con la NF1, pero con menor gravedad.[130] Se consideró que se trataba de otro síndrome. Para diferenciar claramente estos dos desórdenes en el 13th Encuentro Europeo sobre Neurofibromatosis, se designó a este nuevo síndrome como "síndrome de Legius".[131]

En los 119 pacientes estudiados que cumplían con los criterios diagnósticos de NF1 (Gráfico No.3), los signos más característicos encontrados fueron: MCCL 119 pacientes (100%), nódulos de Lisch 113 pacientes (94.96%), efélides 109 pacientes (91.60%) y con APF 104 pacientes (87.39%). De ellos, presentaban solo MCCL y efélides sin otras manifestaciones, cinco pacientes (4.20%).

Los resultados del estudio coinciden con los de Orraca, en el que predominaron las MCCL en el 100% de los pacientes, seguido de las efélides con el 74.4% de los casos;[21] en el estudio de Duat, se encontró predominio de las MCCL (99,6%) y las efélides (93,7%);[132] Cammarata, en su estudio, encontró que las maculas hipercrómicas estuvieron presentes en la totalidad de los casos, y las efélides en la región axilar e inguinal se presentaron en 90.63% del grupo de cinco a ocho años.[133]

En la investigación de Sánchez, los criterios diagnósticos de NF1 más frecuentes por orden fueron: manchas MCCL (100%) descritas en el primer año, efélides (60.16%) entre los tres a cinco años, familiar de primer grado afecto (35.9%), neurofibromas cutáneos (21%) entre ocho a 10 años, nódulos de Lisch (20.3%) entre los seis a ocho años, gliomas de la vía óptica (17.18%) entre los dos a seis años, neurofibromas plexiformes (9.3%) entre tres a cinco años de edad, planteándose que los criterios diagnósticos van apareciendo con la edad,[134] lo que dificulta el diagnóstico clínico en edades precoces.

La expresividad de las manifestaciones clínicas en la NF1 es muy variable, incluso dentro de una misma familia, y son dependientes de la edad. Los criterios diagnósticos son bastante sensibles y específicos en adultos, pero menos sensibles en niños por debajo de ocho años.[135] Tomando en consideración la edad en que se han descrito que aparecen los signos de la NF1, se decidió tomar como edad de referencia para evaluar la sospecha de síndrome de Legius, la edad de 10 años.

En la NF1 las MCCL resultan ser el primer signo, apareciendo desde el nacimiento o los primeros meses de nacimiento en el 99% de los pacientes y suelen aumentar en número durante la infancia, las pecas axilares e inguinales se observan entre el tercer y el quinto año de la vida, los neurofibromas pueden aparecer generalmente después de la pubertad, el neurofibroma plexiforme superficial suele ser congénito. Los nódulos de Linsch y los gliomas del nervio óptico se han descrito entre los cinco a seis años de edad.[132]

Los pacientes con síndrome de Legius presentan múltiples MCCL y signo de Crowe, rasgos dismórficos, lipomas en la edad adulta y trastornos del aprendizaje sin relacionarse con la aparición de neurofibromas, gliomas ópticos, nódulos de Lisch o predisposición tumoral.[130] Pudiendo cumplir con los criterios diagnósticos de NF1, razón por la que se hace necesario proponer modificar los criterios diagnósticos de NF1 unificando los criterios de la presencia de MCCL y el signo de Crowe, en un solo criterio.

Aunque la secuenciación de nueva generación sea la técnica molecular más robusta, es inalcanzable para muchos laboratorios de biología molecular.[136] En Cuba no se cuenta con estudios moleculares para el diagnóstico del síndrome de Legius, por lo que se hizo necesario realizar el diagnóstico de NF1 mediante el estudio molecular por método indirecto utilizando como marcador un polimorfismo de longitud de fragmento de restricción (Rsa I NF1 exón 5);[116] y de esta forma determinar que aquellos pacientes con estudio molecular negativo para NF1, presentaban un síndrome de Legius.

Se realizó estudio molecular para NF1 a cinco pacientes (Tabla No.5) resultando negativos cuatro de ellos con un IP=20% para NF1. Esto refuerza el diagnóstico de síndrome de Legius en el 80% de los casos negativos de NF1.

En otras investigaciones, autores foráneos, también realizaron el diagnóstico de síndrome de Legius por decantación, luego de realizar el estudio genético de NF1. En el estudio de Duat, se realizó el estudio directo mediante un cribado mutacional de ADNc *NF1* con técnicas de ARN(cDNA-DHPLC *denaturing high performance liquid chromatography*) combinadas con técnicas basadas en

MLPA *(multiplex ligationdependent probe amplification)* con una sensibilidad del 95%,[132] y en la investigación de Sánchez ante un paciente con manchas y/o efélides, se realizó estudio genético molecular MLPA para NF1, y solo a los que resultaron negativo para NF1, se les amplió el estudio genético de síndrome de Legius.[134] Fueron diagnosticados como síndrome de Legius el 3.36% de los casos que cumplían con los criterios diagnósticos de NF1 (Gráfico 4). El caso que resultó positivo se interpretó como NF1 de poca expresividad.

El síndrome de Legius es clínicamente indistinguible de la NF1 y se presenta en alrededor del 2% de los pacientes que cumplen los criterios diagnósticos de NF1.[130] Sin embargo, hay autores que plantean porcientos superiores como Duat que obtuvo el 3.61%;[132] Sánchez obtuvo el 2.3%;[134] y Evans establece una prevalencia todavía mayor en torno al 8%.[137]

Al evaluar la efectividad de los criterios modificados (Tabla 6) se determinó F=94.37218 con P=0.000001 y X^2Y =71.3511 con P= 0.000000, por lo que se puede plantear que existe efectividad con un 95% de significación estadística. Al evaluar la concordancia (Tabla 7) se determinó KC=0.88, lo que permite plantear que existe concordancia entre los criterios diagnósticos modificados y los actuales criterios, por tanto, con ambos métodos se puede realizar el diagnóstico de NF1, disminuyendo el error diagnóstico con el síndrome deLegius, con un 95% de confiabilidad.

No se encontraron estudios, donde se modificaran los criterios diagnósticos, que permitieran hacer comparaciones. Un pequeño por ciento de pacientes con diagnóstico de NF1 pudieran presentar un error diagnóstico y tratarse de un síndrome de Legius, por lo que se hace necesario modificar los criterios diagnósticos de la NF1.

Gráfico 3: Distribución de los criterios clínicos de los pacientes con NF1

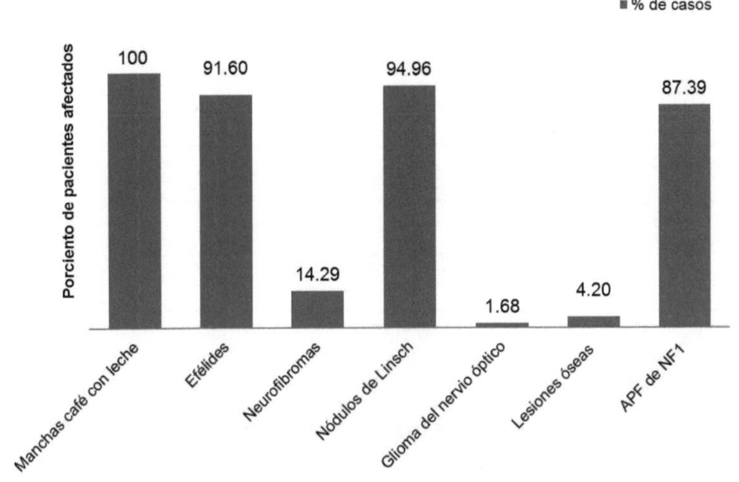

Tabla 5: Evaluación del diagnóstico molecular de NF1

Casos con MCCL y signo de Crowe	No.	IP
Positivos a estudio molecular	1	20%
Negativos a estudio molecular	4	80%

Gráfico 4: Diagnóstico clínico y molecular de pacientes que cumplen los criterios diagnósticos de NF1

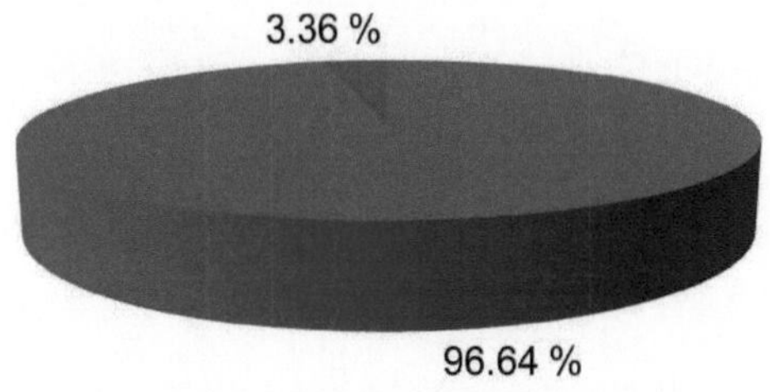

Tabla 6: Evaluación de la efectividad de los criterios diagnósticos modificados de NF1

	NF con 3 criterios	Manchas y efélides	Total
Cumplían los criterios propuestos	114	0	114
No cumplían criterios	1	4	5
Total	115	4	119

F=94.37218   P= 0.000001 X^2Y =71.3511   P= 0.000000

Tabla 7: Concordancia entre ambos métodos para el diagnóstico de NF1

		Criterios actuales		
		NF con 3 criterios	Manchas y efélides	Total
Criterios modificados	**NF con 3 criterios**	114	0	114
		95.80	0.00	
	Manchas y efélides	1	4	5
		0.84	3.36	
Total		115	4	119

KC=0.88

3.2.3   Análisis de la Propuesta de criterios diagnósticos de XP

El XP se caracteriza por sensibilidad extrema a cambios inducidos por los rayos UV en la piel, los ojos, y múltiples cánceres de piel.[90] Debe establecerse el diagnóstico diferencial con otras afecciones que producen fotodaño crónico, conocido como DAC.[26] Esta es la afección que se produce en la piel y los ojos como consecuencia de una exposición prolongada y no controlada a las radiaciones UV del sol u otras fuentes.[138] ¿Quiénes pueden presentar DAC? Los pacientes con fototipo de piel I y II, según la clasificación de fitzpatrick (pacientes con piel fenotípicamente actínica, que se quema con facilidad ante la exposición al sol),[12] reconocidos como pacientes actínicos, AOC, XP, síndrome de Rothmund Thomson, porfiria cutánea, progeria, síndrome de carcinoma basocelular (S.CBC).

El fotoenvejecimiento cutáneo se deriva de la combinación del envejecimiento biológico y de los daños causados a largo plazo por la exposición solar.[139]

El diagnóstico del XP es eminentemente clínico. En Cuba para su diagnóstico se utiliza el estudio histopatológico, que no es concluyente propiamente de esta enfermedad. y el estudio genético molecular denominado ensayo Cometa.[26]

El ensayo Cometa, o electroforesis alcalina de células individuales, se ha convertido en un método establecido para el estudio sobre daño y reparación del ADN y permite detectar con alta sensibilidad una gran variedad de daños del ADN en cualquier tipo de células, pero es importante tener claro que su especificidad no es absoluta, se realiza en los pacientes con sospecha clínica de XP en la fase eritematopigmentaria (fotodaño crónico con signos de fotoenvejecimiento).[140]

Los casos estudiados presentaban diagnósticos de piel actínica, AOC, síndrome de Rothmond Thomson, S.CBC y XP. No se encontraron casos de progeria de Hutchinson-Gilford, esta dermatosis se caracteriza por envejecimiento prematuro de inicio postnatal donde se puede producir fotodaño con la exposición prolongada al sol,[141] sin embargo, carece de los elementos clínicos de fotoenvejecimento. Tampoco se encontraron casos de porfiria cutánea, que produce ampollas localizadas en zonas fotoexpuestas,[142] sin presentar fotoenvejecimiento prematuro en edades pediátricas.

Al estudiar los criterios mayores propuestos (Tabla 8) solo los pacientes con XP presentaban fotoenvejecimiento prematuro con IP=8.67% y presentaban APF de XP con consanguinidad con IP=1.33 %.

En el paciente con XP desde edades muy tempranas, la piel adopta un gran parecido a la de los campesinos y pescadores adultos que llevan años expuestos al sol presentando fotoenvejecimiento.[143] Este térmico denota una combinación de fotodaño y envejecimiento.[26]

El XP es una genodermatosis de herencia AR.[90] Las enfermedades monogénicas que cumplen con este patrón de herencia mendeliano precisan lapresencia de los dos alelos mutados para que se manifieste la enfermedad, por lo que es más probable encontrar un índice de consanguinidad alto.[49]

Al estudiar los criterios menores propuestos (Tabla 9) predominó el fototipo cutáneo I o II y la presencia de fotodaño cutáneo con IP=99.33% y IP=100% respectivamente. Presentaron biopsia de piel con lesiones sugestivas de lesiones premalignas 13 XP con IP= 8.67%, 92 actínicos con IP= 61.33%, 7 AOC con IP= 4.67% y 1 S.CBC con IP=0.67%. Presentaron neoplasias cutáneas malignas 9 XP con IP= 6.0%, 3 actínicos con IP= 2.0% y 2 S.CBC con IP=1.34%.

Se encontró fotodaño ocular en 1 paciente XP y en el paciente con síndrome de Rothmund Thomson (ambos con IP= 0.67%), no se encontró tumores neoplásicos en otros órganos y 1 paciente XP con IP= 0.67%, presentaba afectación neurológica. Todos los pacientes presentaban más de dos criterios menores propuestos.

En ocasiones, después de largas exposiciones, el ADN nuclear es dañado por estas radiaciones que lesionan el ácido nucleico y provocan la ruptura de cadenas simples y dobles que afectan la síntesis del ADN y la división celular. Estos cambios pueden alterar la información genética celular produciendo mutación que influye en la carcinogénesis.[140] La biopsia de piel (histopatología) puede mostrar hiperqueratosis, acantosis irregular con zonas de espongiosis e hiperpigmentación de la capa basal. En la dermis existe degeneración basófila de la colágena y elastosis. En la etapa tumoral se observan las alteraciones correspondientes a las diversas neoformaciones.[12] Estos elementos se pueden observar en cualquier dermatosis que curse con fotodaño crónico, por lo que la biopsia por sí sola no es concluyente.

Solo los pacientes con XP cumplieron al menos con un criterio mayor de los propuestos y el 100% de los DAC sin fotoenvejecimiento solo presentan los criterios menores, por lo tanto, se cumple que solo el 100% de los pacientes conXP cumplen con los criterios propuestos.

Al evaluar la efectividad de los criterios propuestos para el diagnóstico de XP (Tabla 10) se determinó F=150.0 con P=0.000000 y X^2Y=137.63264 con P=0.000000, por lo que se puede plantear que existe efectividad con un 95% de significación estadística, demostrándose dependencia, entre la presencia de los criterios diagnósticos mayores y menores propuestos y el diagnóstico de XP. De este modo, conocer la presencia de los criterios mayores y menores propuestos ayuda a predecir el diagnóstico de XP.

Al evaluar la concordancia (Tabla 11) se determinó KC=1.00, determinándose concordancia entre los criterios diagnósticos propuestos y el estudio molecular, por tanto, con ambos métodos se puede realizar el diagnóstico de XP.

Aunque todos los pacientes deben tener adecuados cuidados de fotoprotección, sin dudas es el paciente con XP el que necesita cuidados de máxima fotoprotección, con ningún grado de exposición a radiaciones UV, lo que conlleva a realizar las actividades habituales en horarios nocturnos; sustento del uso de vitaminoterapia con vitamina D para evitar el raquitismo; extirpación precoz de las lesiones sospechosas, por lo que necesitan del uso de la dermatoscopia de forma sistemática.[12] Contar con un instrumento, de criterios diagnóstico, que permita orientar hacia el diagnóstico correcto del XP, permitirá mejorar el nivel de atención a estos pacientes.

Consideraciones finales de la etapa de elaboración

Se aplicó la variante Delphi a un grupo de expertos que permitió elaborar y validar la metodología, protocolizando el diagnóstico, tratamiento y prevención, con algoritmo de seguimiento de las genodermatosis monogénicas más frecuentes.

Los criterios diagnósticos modificados para el diagnóstico de NF1 propuestos permiten un mejor diagnóstico de los casos de NF1 y del síndrome de Legius.

Solo los pacientes con XP cumplen los criterios diagnósticos con alta significación y concordancia, por lo que resulta ser un importante instrumento para facilitar el diagnóstico clínico de XP.

Tabla 8: Evaluación de los criterios mayores propuestos para el diagnósticode XP

Criterios menores	Prueba Cometa positiva		Total	
	No	IP	No	IP
Fotoenvejecimiento prematuro	13	8.67	13	8.67
Historia familiar de XP	2	1.33	2	1.33

Tabla 9: Evaluación de los criterios menores propuestos para el diagnósticode XP

Criterios menores	XP		DAC sin fotoenvejecimiento								Total	
			Actínicos		AOC		RT		S.CBC			
	No	IP	No	IP	No	IP	No	IP	No	IP	No	IP
Fototipo de piel I o II	13	8.67	122	81.32	12	8.00	1	0.67	1	0.67	149	99.33
Fotodaño cutáneo	13	8.67	122	81.32	12	8.00	1	0.67	2	1.34	150	100
Biopsia de piel con lesiones sugestivas de lesiones premalignas	13	8.67	92	61.33	7	4.67	0	0	1	0.67	113	75.34
Neoplasia cutáneas malignas	9	6.0	3	2.0	0	0	0	0	2	1.34	14	9.34
Fotodaño ocular	1	0.67	0	0	0	0	1	0.67	0	0	2	1.34
Afectación neurológica	1	0.67	0	0	0	0	0	0	0	0	1	0.67

Tabla 10: Efectividad de los criterios propuestos para el diagnóstico de XP

	XP		Fotodaño sin fotoenvejecimiento (Actínicos, AOC, RT,CBC)		Total	
	No	IP	No	IP	No	IP
Presencia de 1 criterio mayor y 2 o más criterios menores	13	100	0	0	13	100
No cumplían los criterios diagnósticos	0	0	137	100	150	100

F=150.0   P= 0.000000 X^2Y =137.63264   P= 0.000000

Tabla 11: Concordancia entre ambos métodos para el diagnóstico de XP

		Estudio molecular		
		XP	Fotodaño sin fotoenvejecimiento	Total
Criterios diagnósticos propuestos	XP	114	0	114
		95.80	0.00	
	Fotodaño sin fotoenvejecimiento	1	4	5
		0.84	3.36	
Total		115	4	119

KC=1.00

Tabla 12: Fortalezas y debilidades de la implementación de la metodología

	Fortalezas	Debilidades
Alcance	Se abarcó los tres niveles de atención en Salud.	
	Se capacitó a todos los especialistas de dermatología, genética médica clínica, los residentes de estas especialidades, los máster en genética médica, y personal involucrado en la implementación (médicos generales básicos, psicología, enfermería, pediatría).	Se debe garantizar cobertura de especialista de dermatología en todos los municipios y áreas de Salud.
Recursos	Uso de las tecnología de la informática y la comunicación mediante la aplicación androide "Genodermatología", accesible desde la plataforma cubana www.apklis.cu	No todas las personas tienen un teléfono androide que permita acceder a la aplicación.
Acciones	Se realizaron cursos y talleres.	No se logra capacitar a todo el personal en una sola actividad docente, por lo que se necesitó replicarla varias veces.
Cronograma	Se cumplió el cronograma.	
Resultados	Se logró implementar la metodología.	

3.3 Análisis de la implementación de la metodología

Para evaluar los resultados de una metodología o cualquier proyecto, primeramente, se necesita capacitar al personal involucrado en su ejecución y funcionamiento, y dentro de los elementos a tener en cuenta durante la implementación se encuentran: El alcance, los recursos necesarios, las acciones a desarrollar, el cronograma de actividades y los resultados. En la investigación se evaluaron las fortalezas y debilidades de la etapa de implementación (Tabla 12) dado que esto permite detectar deficiencias del proceso y adoptar acciones para su perfeccionamiento.

La implementación de la metodología es factible en todos los niveles de atención, capacitando a todo el personal involucrado, y aprovecha el desarrollo de las tecnologías informáticas apoyándose en el diseño de la aplicación "Genodermatología", sin embargo, se debe garantizar la cobertura de especialistas en dermatología en todos los municipios y áreas de Salud.

3.4 Análisis de la evaluación de la metodología

Al estudiar las tasas de incidencia de las genodermatosis más frecuentes en Las Tunas durante los últimos 12 años (Tabla 13) se pudo apreciar que los años de mayor incidencia fueron del 2019 al 2021 (después de implementada la metodología).

En el período 2010-2018 las genodermatosis de mayor incidencia fueron la NF1 con 0.19:10,000 casos nuevos en 2016, el ED con 0.08:10,000 casos nuevos en 2016 y la IV con 0.08:10,000 casos nuevos en 2013. Todas estas son genodermatosis con patrón de herencia AD, que aumentaron sus incidencias en el período 2019-2021 a 0.45:10,000, 0.37:10,000 y 0.36:10,000 casos nuevos en 2021 respectivamente.

En la investigación se observó que algunas genodermatosis incrementaron considerablemente su incidencia como la hipomelanosis de Ito con 0.04:10,000 casos nuevos en 2018 y alcanzó 0.17:10,000 casos nuevos en 2021, la poroqueratosis de Mibelli con 0.08:10,000 casos nuevos en 2018 y alcanzó 0.13:10,000 casos nuevos en 2019 y la ictiosis laminar con 0.02:10,000 casos nuevos en 2011 y alcanzó 0.10:10,000 casos nuevos en 2020.

También se diagnosticaron nuevas afecciones que no se diagnosticaron antes del año 2019 como el síndrome de Waardenburg tipo I con 0.19:10,000 casos nuevos en 2021, el síndrome de Legius con 0.04:10,000 casos nuevos en 2019 y 2020 y la hipermelanosis nevoide lineal arremolinada con 0.06:10,000 casos nuevos en 2021.

Es importante resaltar que, en el XP, aunque no modificó la tasa de incidencia en los años que se diagnosticó, siendo de 0.02:10,000 casos nuevos en 2010, 2015 y 2020 respectivamente, en el caso diagnosticado en el 2020 se utilizó los criterios diagnósticos para XP, propuestos en la metodología.

Llamó la atención que con la implementación de la metodología se pudieron definir y diagnosticar enfermedades que, aunque presentes, no se diagnosticaban o se confundían con otras, por la semejanza clínica con otras genodermatosis. Esto ocurrió con la hipermelanosis nevoide lineal arremolinada, que presenta lesiones hiperpigmentadas siguiendo las lineas de Blaschko, que tiende a confundirse con la incontinencia *pigmenti*,[144] y el síndrome de Legius que es indistinguible clínicamente de la NF1.[134]

El hecho de que sean mayores las tasas de incidencia en enfermedades que no manifiestan los síntomas al nacimiento, permite deducir que este incremento de casos ha guardado relación con la pesquisa permanente planteada en la metodología, donde se establece la participación del dermatólogo en la atención multidisciplinaria desde la atención primaria de salud, que conjuntamente con el uso del árbol genealógico, permite el diagnóstico de casos afectados en una familia, a partir del casos *propositus*, de esta forma se disminuyen los hipodiagnósticos.

Teniendo en cuenta las tasas de prevalencia (Gráfico No.5) se observa que predominan aquellas con herencia AD, como las NF1 con 2.16:10,000 habitantes, ED con 1.84:10,000 habitantes e IV con 1.72:10,000 habitantes.

En este tipo de herencia los rasgos o afectaciones se presentan en todas las generaciones, aunque el individuo sea heterocigótico; afecta a ambos sexos, con una probabilidad de 50% de transmitir el alelo afectado a su descendencia,[49] por tanto, la proporción de individuos afectados en una población será mayor. Por otra parte, estas afecciones suelen presentar bajo nivel de letalidad, con alto índice de supervivencia, lo que contribuye a elevar sus tasas de prevalencia. Después de implementada la metodología no hubo fallecidos, lo cual influyó en que las enfermedades de mayor incidencia presentasen mayores tasas de prevalencia.

Si se comparan los resultados de este estudio con los de otros autores, en los que se describen tasas de prevalencia de la NF1 de 1:3000-4000 personas.[11,145] el ED clásico con 1:5,000 habitantes,[8] la IV con 1:100-250 habitantes,[62] se observó que la prevalencia se muestra por debajo de las descritas, por tanto, se necesita intensificar las acciones para el diagnóstico oportuno de estas afecciones.

Antes de implementarse la metodología, el número de familias identificadas y descritas en la etapa de caracterización se consideró insuficiente para analizar el riesgo genético poblacional, sin embargo, la implementación de la metodología permitió realizar su análisis. (Gráfico 6)

En las 156 familias identificados mediante el árbol genealógico, con dos o más individuos afectados en más de tres generaciones, estudiadas en la presente investigación, las genodermatosis de mayor riesgo genético coincidió con las de mayor prevalencia publicadas por los autores en un estudio poblacional del año 2021.[98] Las probabilidades de nacimientos de individuos enfermos en estas afecciones es 0.20 en NF1, 0.08 en el ED y 0.06 en la IV. Cerca del 20%, 8% y el 6% de la población tunera son portadores de los genes afectados en la NF1, ED e IV respectivamente.

La mayoría de los estudios de genética poblacional en realidad constituyen estudios de caracterización clínica que no tiene en consideración el riesgo genético poblacional, el cual solo es posible determinarlo a través de la ley de Hardy Weinberg, y su importancia radica en que esta herramienta permite conocer qué probabilidades presentan los individuos de una población determinada, de padecer una enfermedad o condición genética en condiciones de equilibrio, o sea, sin mutaciones nuevas, ni migraciones que cambien significativamente la población.[101] Esto cobra más importancia en las enfermedades AR y aquellas ligadas al cromosoma X.

En cambio, en las genodermatosis AR que resultaron ser de mayor prevalencia como el albinismo oculocutáneo y el XP, la probabilidad de que dos individuos de Las Tunas, que desconocen si presentan el gen afectado al reproducirse, tengan un hijo enfermo es 0.03 (3%) y 0.01 (1%) respectivamente. En la incontinencia *pigmenti*, que tiene un patrón de herencia dominante ligado al cromosma X,[95] la probabilidad de que un hombre sano al unirse a una mujer enferma tenga hijas enfermas es de 0.02 (2%) en la población tunera. Este riesgo aumenta en matrimonios consanguíneos.

No se encontraron artículos publicados que aborden el estudio de la ley de Hardy Weinberg en grupos poblacionales afectados con genodermatosis, en la literatura nacional, ni internacional. En la población de Las Tunas, aunque el riesgo es bajo, existe, lo que se ha demostrado con la implementación de la metodología, y es necesario utilizar las herramientas de la genética poblacional para brindar un mejor asesoramiento genético encaminado a disminuir el riesgo reproductivo de estas afecciones.

En relación a la edad al momento del diagnóstico (Gráfico 7) los grupos de edades de mayor afectación antes de implementada la metodología fueron el grupo de 10-19 años y los menores de un año, con media de 0.32 y 0.26 casos respectivamente; sin embargo, después de su implementación, predominó el grupo de 2-5 años con media de 0.28.

En el grupo de 10-19 años, como se describió en la etapa de caracterización, las enfermedades que prevalecen son la NF1, el ED y IV los signos y síntomas se manifiestan de forma más evidente después de los 10 años.[12]

En los menores de un año las enfermedades diagnosticadas fueron aquellas cuyas manifestaciones se manifiestan al nacimiento o los primeros meses de vida, como la incontinencia *pigmenti*, albinismo, EA, el defecto ectodérmico congénito.[7,12] Al producirse menos nacimientos después de implementada la metodología, estos casos disminuyeron su incidencia.

En relación al incremento de casos diagnosticados en el grupo de edad de 2-5 años, se puede inferir, que la metodología permite el diagnóstico de las enfermedades desde estadios más precoces, porque toma en consideración elementos clínicos que van apareciendo con la edad. Esto se puede observar en la

NF1 donde las machas cafés con leche aparecen en los primeros meses de nacimiento, y los nódulos de Linsch aparecen alrededor de los cinco años,[132] por lo tanto, se puede establecer el diagnóstico desde edades más tempranas.

En relación a los enfermos con complicaciones (Gráfico 8) de forma general disminuyeron, predominando los afectados con piodermitis, que en el periodo comprendido de 1989-2018 presentaron 17.18%, y en el periodo del 2019-2021 estas disminuyeron a 2.56 %.

Las complicaciones presentadas guardan relación con las infecciones, lo cual se explica porque al estar dañada la piel, como ocurre en la mayoría de las genodermatosis, se pierde la función de barrera y los gérmenes colonizan la piel.[98]

Otra cuestión importante a tener en cuenta es el estado inmunológico de estos pacientes, en los cuales, en algunas como la NF1 y la displasia ectodérmica, la respuesta inmune humoral está disminuida, en otras como la mastocitosis, existe disregulación del sistema inmune, lo que conlleva a un aumento de infecciones de la piel y dermatitis atópica.[146]

Al comparar ambos periodos se notó que se presentaron menos complicaciones desde la implementación de la metodología, lo que representa un impacto positivo y guarda relación con la educación al paciente y la familia sobre la enfermedad y la prevención de las complicaciones.

Se consideró importante conocer la distribución geográfica, por municipios, de las familias afectadas con genodermatosis, puesto que estas se producen por mutaciones genéticas o la transmisión de genes alterados.[2]

Al analizar el mapa genético poblacional de las genodermatosis monogénicas en Las Tunas (Figura 1) los municipios con mayor prevalencia, como se describe en la caracterización, fueron Majibacoa y Las Tunas. En relación con las genodermatosis identificadas antes de la implementación de la metodología predominó la NF1 en todos los municipios; el ED en Las Tunas, Majibacoa y Jobabo; ictiosis en Las Tunas, Puerto Padre y Jobabo; y como se describió en la etapa de caracterización se encontró transmisión AR por consanguinidad en Manatí y Colombia. Llamó la atención que algunas enfermedades solo estaban presentes en un municipio determinado como la Poroqueratosis de Mibelli en Majibacoa y la hipomelanosis de Ito en Puerto Padre.

Después de implementada la metodología los municipios más afectados continúan siendo Majibacoa y Las Tunas con el 11.86:10.000 y 9.88:10.000 habitantes respectivamente, y el municipio menos afectado fue Amancio con 2.65:10.000 habitantes. Sin embargo, se han registrado nuevas enfermedades diagnosticadas.

Lo más notable fue la identificación de casos nuevos de Poroqueratosis de Mibelli en Majibacoa y Manatí, la hipomelanosis de Ito en Puerto Padre y Colombia, el síndrome de Legius en Las Tunas, hipermelanosis nevoide lineal arremolinada en Jobabo y síndrome de Waardenburg tipo 1 en Las Tunas. No se encontró nueva transmisión genética AR por consanguinidad.

En el presente estudio resultó llamativo que de forma general la proporción de casos diagnosticados de genodermatosis no se correspondió con la población de cada municipio, pues fue mayor la proporción en Majibacoa, que ocupa el quinto lugar en la provincia, sin embargo, municipios de mayor población como Puerto Padre, y Amancio resultaron tener menor prevalencia de los casos. Se consideró que este resultado se debe a un pobre pesquisaje de estas enfermedades, en aquellos municipios donde la cobertura del dermatólogo no ha sido apropiada, lo que demuestra que es importante para la atención de los pacientes con genodermatosis, integrar la participación del dermatólogos y genetistas multidisciplinariamente, en las áreas de Salud.

Algunas familias fueron identificadas y diagnosticadas desde su área de Salud como ocurrió con la poroqueratosis de Mibelli en el área Manatí.[147] Conocer la distribución de estas enfermedades por área de salud permite desarrollar acciones encaminadas a la prevención en la transmisión genética.

En relación a la evolución clínica del estado dermatológico (Gráfico 9) se encontró que el 88.31% de los casos presentó mejoría clínica, con MCNemar X^2=90.41558 con P=0.000000 y McNemar X^2Y=88.88961 con P=0.000000. Lo que demuestra que la metodología, de forma general, produjo cambios positivos en la evolución del estado dermatológico.

Es importante la participación del dermatólogo en la consulta multidisciplinaria, dado que conoce no solo el diagnóstico, sino el tratamiento de la piel según su estado y extensión, acorde a la edad, y puede orientar al paciente y la familia acerca de los autocuidados de la piel. En los estados agudos caracterizados por lesiones cutáneas vesicoampollares o pustulosas se precisa del uso de fomentos en lesiones localizadas y baños en lesiones diseminadas, generalizadas o universales; en estados subagudos caracterizados por humedad al tacto se necesita el uso de lociones o pinceladas secantes; y en estados crónicos caracterizados por xerosidad, descamación, liquenificación e hiperqueratosis, se precisa del uso de cremas, pastas o pomadas que pueden ser hidratantes, emolientes o queratóticas según la característica de la piel y de acuerdo a la etiología.[12]

El desorden de la cornificación, que ocurre en las ictiosis, provoca xerosidad e incremento de las infecciones epidérmicas. El uso permanente de emolientes y sustancias limpiadoras mejora la xerosidad y evita posibles infecciones cutáneas.[33] En los pacientes que pueden sufrir fotodaño es fundamental la educación relacionada con el uso de fotoprotectores físicos (sombrillas, sombreros, ropa de color oscuro y protectora) o bioquímicos (protector solar), y evitar la exposición en horarios que las radiaciones son más intensas (10.00 Am a 4.00 Pm). Con estas medidas se previene la aparición del fotodaño crónico.[26]

En relación a la evolución clínica de las manifestaciones extracutáneas (Gráfico 10) se encontró que el 85.42% de los casos tuvo mejoría clínica con McNemar X^2=24.083334 con P=0.000001 y McNemar X^2Y=22.6875 con P=0.000002. Lo que demuestra que la metodología produjo cambios positivos en la evolución clínica de las manifestaciones extracutáneas.

En las genodermatosis es importante la atención personalizada, acorde con las manifestaciones que presente el paciente. Se trata de un enfoque personalizado sobre la prevención y el tratamiento de las enfermedades que considera la variabilidad individual determinada por el medio ambiente, los estilos de vida y los genes de cada persona.[148] En aquellas que además cursan con afectación de otros órganos se requiere de la atención multidisciplinaria.

En el ED además de la piel se afecta el sistema musculoesquelético con hiperextensibilidad articular por lo que se precisa de la kinesiterapia para evitar complicaciones articulares, en la forma vascular se precisa del uso antifibrinolíticos.[8] Por lo que estos pacientes deben ser atendidos por el dermatólogo, genetista clínico, psicólogo, ortopédico, reumatólogo, fisiatra, hematólogo, cardiólogo, de forma multidisciplinaria.

Tabla 13: Tasas de incidencia de las genodermatosis más frecuentes en Las Tunas en los años 2010-2021 (10,000 habitantes)

Genodermatosis	2010 No.	2010 Tasa	2011 No.	2011 Tasa	2012 No.	2012 Tasa	2013 No.	2013 Tasa	2014 No.	2014 Tasa	2015 No.	2015 Tasa
NF1	2	0.04	2	0.04	0	0	4	0.08	1	0.02	7	0.13
ED	0	0	0	0	2	0.04	3	0.06	1	0.02	2	0.04
IV	3	0.06	1	0.02	3	0.06	4	0.08	1	0.02	1	0.02
H. Ito	0	0	0	0	0	0	0	0	0	0	0	0
PM	0	0	0	0	0	0	0	0	0	0	0	0
IL	0	0	1	0.02	0	0	0	0	0	0	0	0
AOC	0	0	0	0	0	0	1	0.02	2	0.04	1	0.02
DEH	2	0.04	0	0	1	0.02	1	0.02	0	0	0	0
Darier	0	0	0	0	1	0.02	0	0	0	0	0	0
EA simple	1	0.02	1	0.02	0	0	0	0	0	0	0	0
ET	1	0.02	1	0.02	0	0	0	0	1	0.02	1	0.02
Mastocitosis	3	0.06	0	0	3	0.06	1	0.02	0	0	0	0
LEOPARD	1	0.02	0	0	0	0	0	0	0	0	0	0
XP	1	0.02	0	0	0	0	0	0	0	0	1	0.02
W- I	0	0	0	0	0	0	0	0	0	0	0	0
S. Legius	0	0	0	0	0	0	0	0	0	0	0	0
HLA	0	0	0	0	0	0	0	0	0	0	0	0

Genodermatosis	2016 No.	2016 Tasa	2017 No.	2017 Tasa	2018 No.	2018 Tasa	2019 No.	2019 Tasa	2020 No.	2020 Tasa	2021 No.	2021 Tasa
NF1	10	0.19	8	0.15	8	0.15	19	0.36	21	0.39	24	0.45
ED	4	0.08	3	0.06	3	0.06	16	0.30	19	0.36	20	0.37
IV	1	0.02	0	0	1	0.02	16	0.30	17	0.32	19	0.36
H. Ito	0	0	0	0	2	0.04	1	0.02	1	0.02	9	0.17
PM	0	0	1	0.02	4	0.08	7	0.13	0	0	0	0
IL	0	0	0	0	0	0	0	0	5	0.10	4	0.08
AOC	0	0	0	0	1	0.02	0	0	2	0.04	1	0.02
DEH	0	0	1	0.02	0	0	2	0.04	2	0.04	3	0.06
Darier	0	0	1	0.02	0	0	1	0.02	1	0.02	1	0.02
EA simple	2	0.04	0	0	1	0.02	0	0	1	0.02	2	0.04
ET	0	0	0	0	0	0	1	0.02	1	0.02	0	0
Mastocitosis	1	0.02	1	0.02	1	0.02	1	0.02	3	0.06	0	0
LEOPARD	2	0.04	0	0	1	0.02	1	0.02	1	0.02	0	0
XP	0	0	0	0	0	0	0	0	1	0.02	0	0
W- I	0	0	0	0	0	0	1	0.02	0	0	10	0.19
S. Legius	0	0	0	0	0	0	2	0.04	2	0.04	0	0
HLA	0	0	0	0	0	0	0	0	0	0	3	0.06

Nota: En la tabla se reflejan solo las genodermatosis de mayor significación para el estudio de la incidencia.

Gráfico 5: Tasas de prevalencia (1x10,000 habitantes) de las genodermatosis. Las Tunas, Cuba. Períodos 2018 y 2021

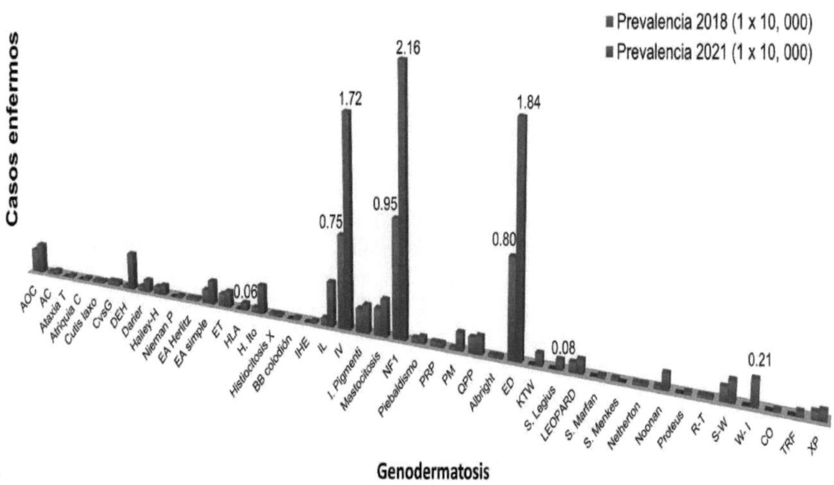

Gráfico 6: Frecuencia poblacional de las genodermatosis en lapoblación de Las Tunas, según ley de Hardy Weinberg

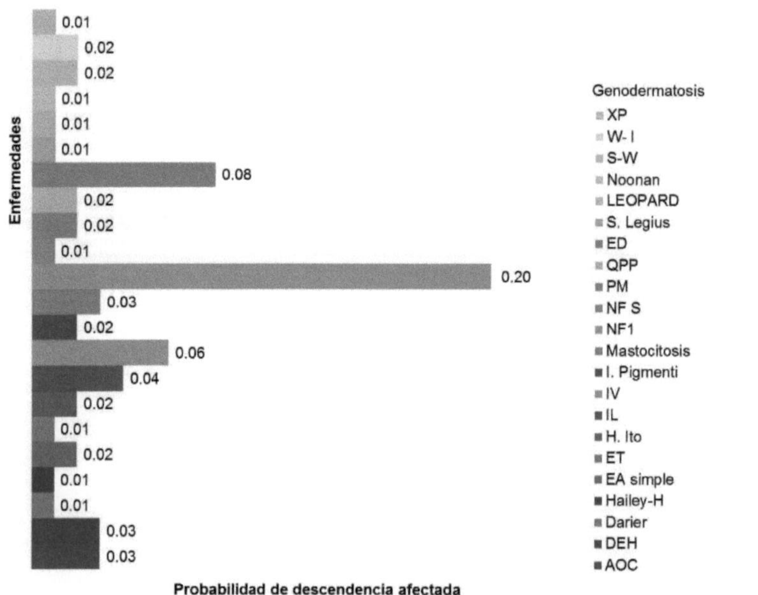

Gráfico 7: Media de edad al momento del diagnóstico, segúnperiodos de estudio (1989-2018 y 2019-2021)

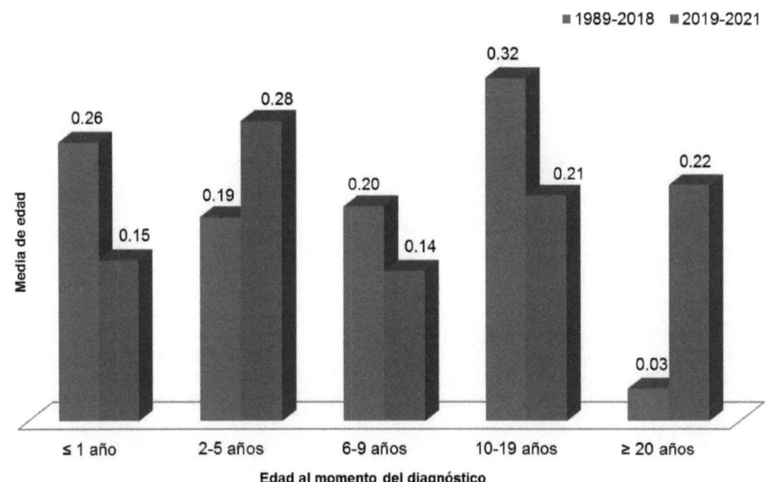

Gráfico 8: Proporción de pacientes con complicaciones, segúnperiodos de estudio (1989-2018 y 2019-2021)

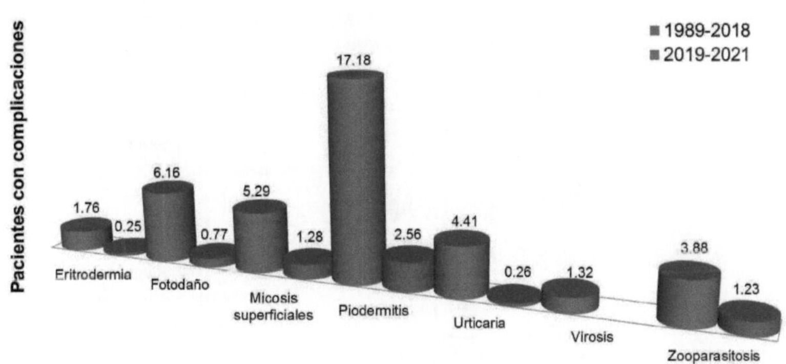

Figura 1: Mapa genético poblacional de las genodermatosis monogénicas en Las Tunas (10.000 habitantes)

Período 1989-2018

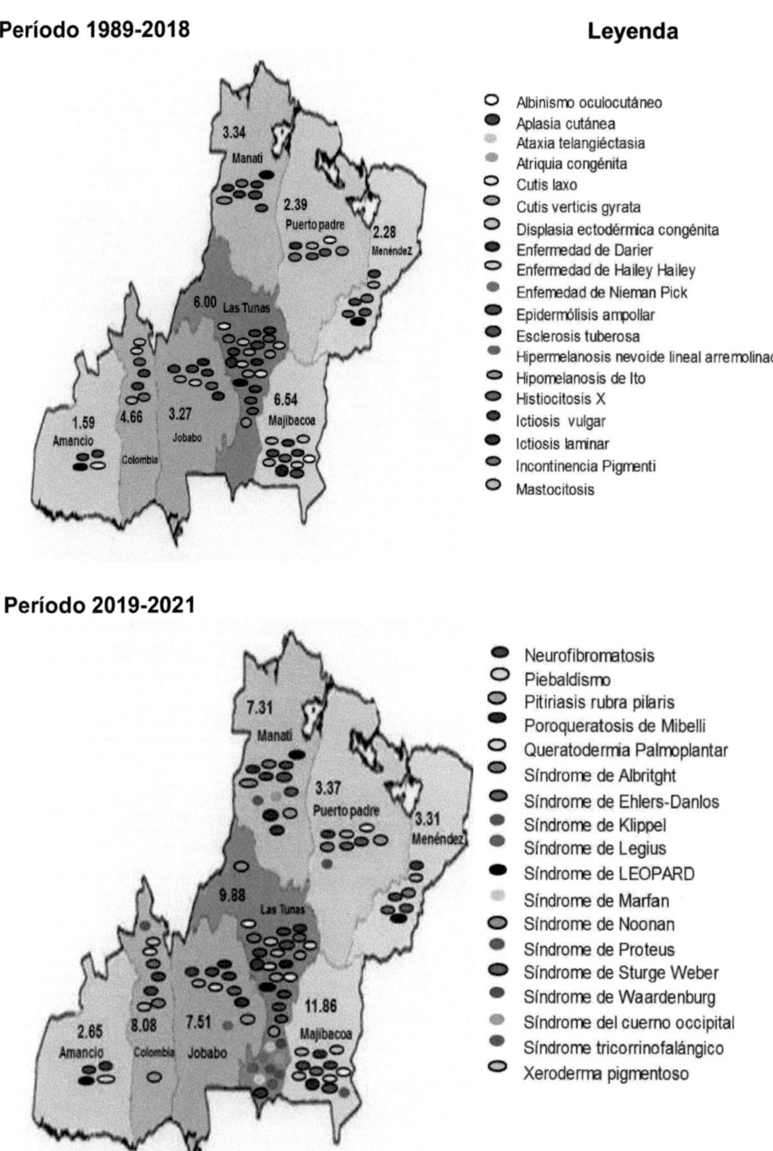

Período 2019-2021

"""

Gráfico 9: Evolución clínica del estado dermatológico

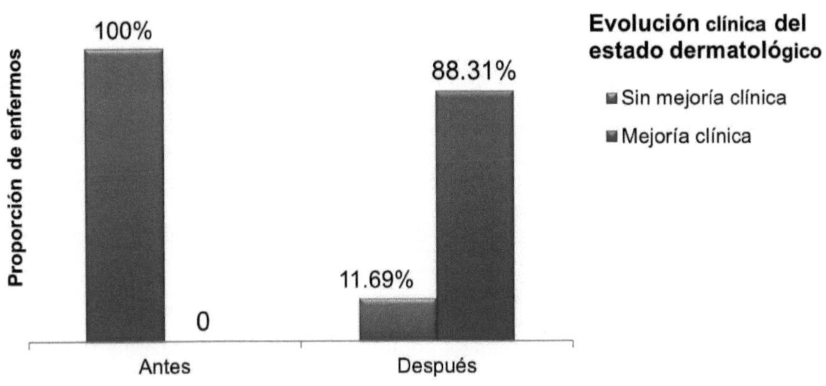

McNemar X^2=90.41558   P=0.000000

McNemar X^2Y=88.88961 P=0.000000

Gráfico 10: Evolución clínica de las manifestaciones extracutáneas

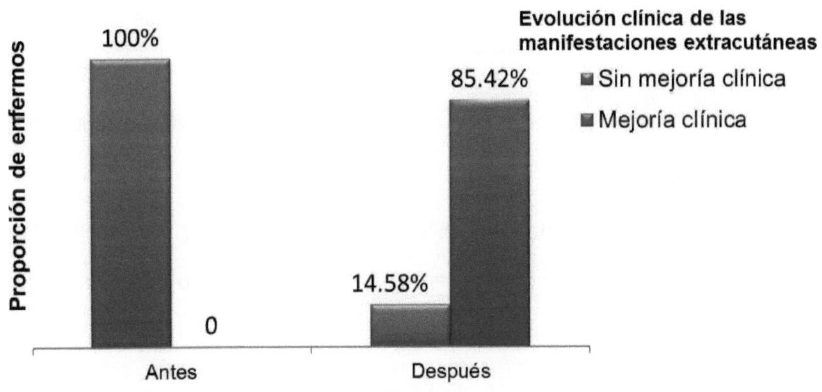

McNemar X^2=24.083334   P=0.000001

McNemar X^2Y=22.6875   P=0.000002

3.4.1 Análisis de la evaluación de la calidad de vida

El concepto calidad de vida relacionada con la salud se refiere a una categoría que permite de forma cualitativa ponderar las condiciones en que el individuo, un determinado grupo, una comunidad o la sociedad en su conjunto se desempeña en la vida frente a los procesos que puedan afectar su salud y la terapéutica empleada en su restablecimiento en las dimensiones: física, funcional, psíquica y social.[149]

En relación a la calidad de vida, antes de implementada la metodología (Gráfico 11) la calidad de vida fue regular en las dimensiones psicológicas, social y funcional con 95.56%, 93.33% y 71.12% respectivamente. Se puede plantear que de forma general la calidad de vida antes de implementada la metodología fue mala.

En los adolescentes con defecto ectodérmico, que presentan ausencia parcial o total de los anejos cutáneos, y ausencia de piezas dentarias, se dificulta la protección natural de la piel, la regulación de la temperatura corporal y la alimentación.[15] Las dimensiones física y funcional se encuentran notablemente afectadas.

En el ED, donde además de la afectación cutánea existe afectación del sistema musculoesquelético, con marcada hiperlaxitud articular, que provoca luxaciones frecuentes y los pacientes deben tener cuidado con la realización de movimientos bruscos,[89] el nivel de satisfacción funcional es deficiente.

La salud psicológica abarca el campo cognitivo y de las emociones.[122] El adolescente cuando padece una enfermedad crónica siente temores referentes al hecho de "sentirse enfermo" y comienza a experimentar alteraciones psicológicas que se somatizan. Dentro de los síntomas somáticos, físicos u objetivos, en su mayoría, se presentan trastornos del sueño, hiperactividad-excitación y crisis de ansiedad.[150] Esto explica por qué los adolescentes con una enfermedad crónica, como las genodermatosis, en la que la piel está visiblemente dañada, se sienten mal psicológicamente.

La interacción del sujeto enfermo con su entorno, sus relaciones personales, sus contactos sociales y el estado de autoestima ante una enfermedad crónica, son los elementos que se refieren a la salud social.[151] En la adolescencia el desarrollo psicosocial, en particular la socialización, la relación con el grupo de para iguales para a ser primordial y desplaza la relación mantenida con la familia.[152]

Ser aceptado en su mismo grupo social es fundamental, al analizar esto se puede deducir que en aquellas genodermatosis como el XP que la piel presenta signos de fotodaño, que le confieren un aspecto de piel envejecida, y sumado a esto, por su condición de defecto en la reparación del ADN dañado por las radiaciones UV, están obligados a realizar una vida restringida de actividades con exposición al sol,[74] entonces se puede deducir que el círculo de amigos de estos individuos es bien reducido y se sienten confinados en su hogar.

El único antecedente de uso del CGCVD en una genodermatosis es un estudio publicado en el año 2010 y realizado por Cordero u colaboradores, en la provincia de Villa Clara, a familiares y médicos que atendieron pacientes con XP. Por estos motivos no se pudieron hacer comparaciones sobre la percepción de los pacientes. Sin embargo, tanto en el estudio de Cordero a familiares y personal médico, como en este realizado directamente con los adolescentes, se pudo apreciar que la calidad de vida de los pacientes de XP es mala.[153]

La valoración del cuidador se focaliza desde una perspectiva biomédica, centrados en los síntomas y signos de la enfermedad más que en la valoración subjetiva del funcionamiento y bienestar personal del niño/adolescente.[154] Se consideró evaluar la calidad de vida en un grupo de pacientes que pudiesen expresar su percepción teniendo en cuenta sus necesidades psicosociales, acordes con la edad.

En una revisión realizada por Castrillón, sobre el impacto psicológico que representa convivir con NF1, dentro de los resultados que se encontraron, se destaca que los cambios físicos que genera la enfermedad trae como consecuencia que los enfermos tengan una distorsión y una pobre confianza en sí mismos, hasta el punto que llegan a aislarse socialmente debido a las dificultades que desarrollan para poder establecer relaciones sociales.[155] Este estudio correspondió a pacientes adultos con NF1, lo cual contrasta con la investigación en adolescentes, ya que en este grupo de edad las lesiones neurofibromatosas son escasas y no han llegado a producir alteraciones estéticas.

Se coincide con el criterio de Cordero, en que la calidad de vida está asociada a la personalidad del individuo, a su bienestar y a la satisfacción por la vida que lleva. Esta evidencia está intrínsecamente relacionada con su propia experiencia, su salud, su grado de interacción social y ambiental y, con otros múltiples factores.[153]

Después de implementada la metodología (Gráfico 12) mejoró la calidad de vida en las cuatro dimensiones, resultando buena en la salud física con 86.67%, en la salud psicológica con 84.44%, en la salud funcional y salud social, ambas con 82.22%, lográndose buena calidad de vida de forma general.

Según De Maso, sistemáticamente se ha demostrado que la calidad de la alianza entre el terapeuta y el paciente es el principal factor que predice los resultados del tratamiento. Se deben identificar los síntomas cognitivos, emocionales y/o conductuales, que serán los objetivos de las intervenciones psicoterapéuticas basadas en la evidencia.[156] Otro elemento importante a tener en cuenta es el estado de desarrollo del individuo, en tanto no en todas las etapas de la vida las necesidades psicosociales son las mismas. En la adolescencia, se exacerban los procesos patológicos o enfermedades crónicas.[157]

Para elevar la autoestima de estos pacientes resultan muy efectivas las técnicas psicopersuasivas y el primer paso en la persuasión es capturar y retener la atención de la audiencia, para que el mensaje sea entendido. Sin embargo, ¿Para cambiar estilos de vida será suficiente con brindarle información adecuada al paciente? El medio más efectivo de cambiar las actitudes (en especial las actitudes, conductas o elecciones de estilo de vida importantes) es la autopersuasión y para lograrla es necesario conocer las necesidades psicosociales del paciente y obtener conductas colaborativas en pequeños grupos de personas importantes para el individuo enfermo.[158]

Según De Maso, la comunicación interpersonal, sobre todo dentro del núcleo familiar, es importante como elemento crucial en el mantenimiento de la conducta. Trabajar en cesiones del grupo familiar con la utilización de intervenciones psicodinámicas, conductuales, cognitivas, contribuye a provocar cambios en los patrones de relación. Contar con el apoyo de la familia es vital para afianzar conductas positivas que mejoren el estado de salud del paciente.[156] Mediante técnicas de terapia cognitivo-conductual como psicoeducación, técnicas de resolución de problemas, habilidades para la regulación de emociones, entre otras, se desarrolla la resiliencia.[159] La psicoeducación contribuye a que el individuo supere el conflicto que supone "el sentirse enfermo", se alcanza la reconciliación con uno mismo al autoaceptarse y adaptarse a los nuevos estilos de vida,[160] necesarios para enfrentar el proceso de enfermedad.

El objetivo fundamental de la atención a estos pacientes está orientado hacia la búsqueda de los factores que puedan garantizar su estabilidad emocional, así como un nivel de comprensión y una adecuada actitud hacia su enfermedad.

Consideraciones finales

Con la implementación de la metodología se brinda asistencia especializada y multidisciplinaria al paciente y la familia, se favorece la educación al paciente, la autoaceptación y el autocuidado, todo lo cual contribuye a elevar su calidad de vida en todas las esferas.

Gráfico 11: Evaluación de la calidad de vida antes de implementar la metodología

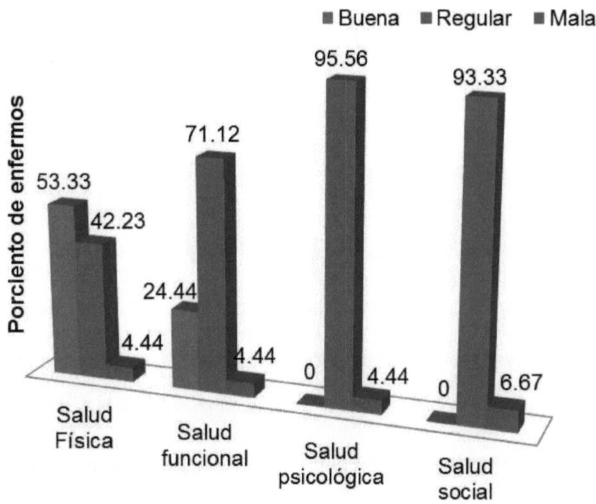

Gráfico   12: Evaluación de la calidad de vida después de implementar la metodología

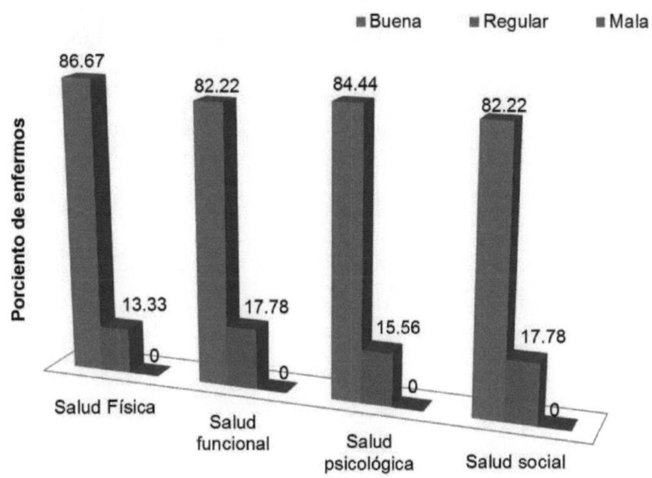

CONCLUSIONES

La caracterización de los pacientes con genodermatosis permitió conocer las genodermatosis monogénicas más comunes.

No existe una adecuada implementación del PNG, debido a la falta de conocimientos sobre las genodermatosis, lo cual ha favorecido la poca detección de los casos.

Se implementó una metodología que protocoliza el diagnóstico, tratamiento y prevención, con algoritmo de seguimiento de las genodermatosis más frecuentes; cuyo fundamento teórico y práctico se validó mediante la variante Delphi del método de expertos.

La implementación de la metodología es factible en todos los niveles de atención y aprovecha el desarrollo de las tecnologías informáticas apoyándose en el diseño de la aplicación "Genodermatología", sin embargo, se debe garantizar la cobertura de especialistas en dermatología en todos los municipios.

La aplicación de la metodología fue satisfactoria lo cual fue demostrado a través del uso de indicadores estadísticos. La metodología facilita el diagnóstico, un tratamiento más adecuado, su prevención, disminución de complicaciones y mejora la calidad de vida.

RECOMENDACIONES

Generalizar el uso de la metodología en todas las provincias cubanas, con las adecuaciones pertinentes según las condiciones objetivas de cada territorio.

REFERENCIAS BIBLIOGRÁFICAS

1- Marcheco B. El Programa Nacional de Diagnóstico, Manejo y Prevención de Enfermedades Genéticas y Defectos Congénitos de Cuba: 1981-2009. 2010 [citado: 10 Octubre 2021] Disponible en: https://bvs.sld.cu/revistas/rcgc/v3n2_3/rcgc1623010%20esp.htm

2- Lantigua A. Historia de la genética en la medicina humana. En: Introducción a la genética médica. La Habana: Ciencias Médicas; 2011.P.1.

3- López A, Calatayud V, Casado E, Tobajas M. La OMS ha identificado 5,000 enfermedades raras, sin contar las ultra raras. Redacción Médica. [Internet] 2018 [citado: 04 Junio 2020] Disponible en: https://www.redaccionmedica.com/secciones/privada/la-oms-haidentificado-5-000-enfermedades-raras-sin-contar-las-ultra-raras-7846

4- Viteri J, Morales A, Jácome M, Vaca G, Tubón I, Rodríguez V, *et al.* Enfermedades huérfanas. Achivos Venezolanos de Farmacología y Terapéutica. [Internet] 2020 [citado: 28 Mayo 2022];39(5). Disponible en: https://doi.org/10.5281/zenodo.4263347

5- Abarca HH, Trubnykova M, Castro MC. Tratamiento de las enfermedades genéticas: Presente y futuro. Rev. Fac. Med. Hum. 2021 [citado: 28 Mayo 2022]; 21(2):399-416. Disponible en: https://doi.org/10.25176/RFMH.v21i2.3626

6- Sánchez AI, Rojas AA, Hernández A, Rodríguez D, Arencibia JJ. Comportamiento de las genodermatosis en el municipio de San Juan y Martínez. Rev Ciencias Médicas. 2020 [citado: 25 Octubre 2020];24(69: e4342. Disponible en: https://revcmpinar.sld.cu/index.php/publicaciones/article/view/4342

7- James W, Berger T, Dirk E. Genodermatoses and Congenital Anomalies. Clinical dermatology. In: Andrews' Diseases of the Skin. 13th Edition. New York: Elseiver; [Internet] 2019 [citado: 03 Junio 2020].P.547-586. Disponible en: https://www.eu.elsevierhealth.com/andrews-diseases-of-the-skin

8- Calonke E, Brenn T, Lazar AJ, Billings S. Diseases of collagen and elastic tissue. In: McKee´s Pathology of the skin. New York: Elseiver; 2020.P.1015e28.

9- Guevara C, Jaramillo SC, Landeta-Sa AP, Hernández R, Arellano MI. Pénfjgo benigno familiar, un padecimiento poco reconocido. Dermatol Rev Mex. 2020 [citado: 19 Septiembre 2022];64(2):195-200. Disponible en: https://www.medigraphic.com/pdfs/derrevmex/rmd-2020/rmd202m.pdf

10- Prada C, Liendo J, Suarez A, Gneco J, Melo M, Calderón A. Angiosarcoma cutáneo en una adolescente con Xeroderma Pigmentoso: Reporte de caso. Rev Colomb Cancerol. 2022 [Acceso 29-05-2022];26(1):111-116. Disponible en: https://doi.org/10.35509/01239015.720

11- Calva M, Zepeda S, Pablo JC, Fragosos F. Manejo anestésico en la enfermedad de Von Recklinghausen. Reporte de un caso. Revista chilena Anestesia. 2018 [citado: 10 Octubre 2021];47:37-39. Disponible en: https://revistachilenadeanestesia.cl/PII/revchilanestv47n01.07.pdf

12- Arenas R. Genodermatosis. Sección IX. En: Dermatología. Atlas, diagnóstico y tratamiento. 7maEd. México D.F: McGraw-Hill Interamericana;[Internet] 2019 [citado: 29 Mayo 2020] Disponible en: https://accessmedicina.mhmedical.com/book.aspx?bookid=2775

13- Tamayo K, Velázquez Y, Rodíguez CR. Riesgos para el niño con diagnóstico de mastocitosis ante la infección por COVID-19. Revista Cubana de Pediatría. 2022 [citado: 12 Diciembre 2022]; (Supl. especial COVID-19):2499. Disponible en: http://www.revpediatria.sld.cu/index.php/ped/article/view/2499/1514

14- Mollinedo O, Acuña AT, Mederos Y. Hipomelanosis de Ito, reporte de un caso. Univ Méd Pinareña. 2020 [citado:10 Octubre 2021];16(3):e424. Disponible en: https://www.revgaleno.sld.cu/index.php/ump/article/view/424

15- Luna EJ, Domínguez ME, Sainz L, Rodríguez Y. Displasia ectodérmica hipohidrótica autosómica dominante asociada a hipoparatiroidismo. Rev. Med. Electrón. 2019 [citado: 10 Octubre 2021];41(4) Disponible en: https://scielo.sld.cu/pdf/rme/v41n4/1684-1824-rme-41-04-1035.pdf

16- Ocaña S, Del Boz J, Vera A. Incontinencia pigmenti. Estudio descriptivo de la experiencia en dos centros hospitalarios. An Pediatric. 2020 [citado: 01 Junio 2020];92(1):3-12. Disponible en: https://www.analesdepediatria.org

17- Martínez A, García MT. Incontinencia pigmenti: genodermatosis multisistémica. Bol Med Hosp Infant Mex. 2020 [citado: 25 octubre 2021]; 77(3):112-118. Disponible en: https://www.scielo.org.mx/pdf/bmim/v77n3/1665-1146-bmhim-77-3-112.pdf

18- Gómez MT, Vargas J.A. Esclerosis tuberosa. Revista Médica Sinergia. 2019 [citado: 10 octubre 2021];4(3). Disponible en: https://www.medigraphic.com/pdfs/sinergia/rms-2019/rms193b.pdf

19- Carcavilla A, Súarez L, Rodríguez A, González I, Ramón M, Ignacio J, *et al.* Síndrome de Noonan: actualización genética, clínica y de opciones terapéuticas. Anales de Pediatría. 2020 [citado: 10 Octubre 2021];93 (1):61.e1-61.e14. Disponible en: https://www.analesdepediatria.org/essindrome-noonan-actualizacion-genetica-clinica-articuloS1695403320301600

20- Prodinger C, Reichelt J, Bauer JW, Laimer M. Epidermolysis bullosa: Advances in research and treatment. Exp Dermatol. 2019 [citado 01 Junio 2020]; 28:1176–89. Disponible en: https://doi.org/10.1111/exd.13979

21- Dorticós A, Zaldívar T, Falcón L. Frecuencia de los distintos tipos de genodermatosis en la Ciudad de la Habana en los años 1980 a 1986. Digitalización. [Internet] 2017 [citado: 03 Junio 2020] Disponible en: https://files.sld.cu/digitalizacion-bmn/files/2017/01/S0034-7531.1989.0001.0008.pdf

22- Campo MC, Hernández JL, Galo Y, Valdés C, Fortún A. Evaluación de la hemostasia en niños con Síndrome de Ehlers-Danlos tipo III. Rev Cubana Hematol Inmunol Hemoter. 2014 [citado: 03 Junio 2020];30(2) Disponible en: https://scieloprueba.sld.cu/scielo.php?script=sci_arttext&pid=S0864-02892014000200007&lng=es&nrm=iso

23- Orraca M. Caracterización epidemiológica, clínica y genética de la neurofibromatosis 1 en la provincia Pinar del Río. Tesis en opción de doctorado en Ciencias Médicas. Universidad de Ciencias Médicas La Habana. Cuba. [Internet] 2014 [citado: 03 Junio 2020] Disponible en: https://tesis.sld.cu/index.php?P=FullRecord&ID=238&ReturnText=Search

+Results&ReturnTo=index.php%3FP%3DAdvancedSearch%26Q%3DY%26FK %3Dneurofibromatosis

24- Tamayo K, Velázquez Y. Genodermatosis: enfermedades raras, pero presentes en la población cubana. Folia Dermatológica Cubana. 2020 [citado: 10 Octubre 2021];14(2):e225. Disponible en: https://revfdc.sld.cu/index.php/fdc/article/view/225/251

25- James W, Berger T, Dirk E. Abnormalities of dermal fibrous and elastic tissue. Clinical dermatology. In: Andrews' Diseases of the Skin. 13th Edition. New York: Elseiver; [Internet] 2019 [citado: 03 Junio 2020].P.508-510. Disponible en: https://www.eu.elsevierhealth.com/andrews-diseases-of-theskin

26- Acuña P.M. Xeroderma pigmentoso. En: Pediatría. Diagnóstico y tratamiento. La Habana: Ciencias Médicas; 2016.P.532.

27- Lantigua A. Enfermedades genéticas y defectos congénitos en la infancia. En: Pediatría. Diagnóstico y tratamiento. La Habana: Ciencias Médicas; 2016.P.97-114.

28- Velázquez Y, Sariol ZC, Morales M. Intervención educativa para mejorar la calidad de vida de adolescentes con genodermatosis. Revista electrónica Opuntia brava. 2021 [citado: 10 octubre 2021];13(2) Disponible en: https://opuntiabrava.ult.edu.cu/index.php/opuntiabrava/article/view/1076/1 59 9

29- Velázquez Y, Rodíguez CR, Martínez MB. Análisis de los fundamentos epistemológicos del proceso de atención de los pacientes con genodermatosis. Revista eléctrónica Opuntia Brava. 2020 [Citado: 06 Enero 2022];13 (4) Disponible en: https://opuntiabrava.ult.edu.cu/index.php/opuntiabrava/article/view/1434/1 70 9

30- Carcasés E, Orive N.M, Romero L.C, Silva G.K. Enfermedades genéticas más frecuentes en pacientes atendidos en consulta de genética clínica. Revista Zoilo Marinello, 2015 [citado: 10 Octubre 2021];40(3) Disponible en: https://revzoilomarinello.sld.cu/index.php/zmv/article/view/84

31- Velázquez Y, Tamayo K, Morales M, González A, García R. Alteraciones genéticas cutáneas diagnosticadas en la infancia, Las Tunas 2010-2012. Rev Zoilo Marinello. 2014 [citado: 10 octubre 2021];39(4). Disponible en: https://revzoilomarinello.sld.cu/index.php/zmv/article/view/261

32- Roblejo H, Marcheco B. Genetics and genomics medicine in Cuba. Rev Molecular Genetics and Genomic Medicine. [Internet] 2017. [citado: 28 Mayo 2020];5(3):196-201. Disponible en: https://www.ncbi.nlm.nih.gov/pubmed/28546990

33- Marcheco B, Rojas I, Lantigua A, Martínez L, Benítez Y, Suárez B, *et al*. Manual de normas y procedimientos. Servicios de Genética médica en Cuba. La Habana: Ciencias Médicas; 2017.P.105-106.

34- Esperón A, Noa IV, Navarro LR. Introducción de la técnica PCR-RFLP para el diagnóstico de dos mutaciones en el gen VHL. Medisur. 2013 [citado: 19Septiembre 2022];11(3) Disponible en: https://medisur.sld.cu/index.php/medisur/article/view/2474

35- Comisión Nacional de Carrera de Medicina. Carrera Medicina. Disciplina Medicina General. MINSAP. 2015

36- Comisión Nacional de Carrera de Medicina. Carrera Medicina. Programa de asignatura Dermatología. MINSAP. 2015.

37- Dirección Nacional de Postgrado. Programa de Medicina General Integral. MINSAP. 2015

38- Dirección Nacional de Postgrado. Programa de Dermatología. MINSAP. 2015.

39- Baselga E. Enfermedades ampollosas hereditarias. EnfermeríaAPS. [Internet] 2006. Disponible en: https://www.enfermeriaaps.com/portal/dowload/DERMATOLOGIA/enfermedadesampollosas.pdf

40- De la Hoz B, González D, Álvarez I, Sánchez L, Núñez R, Escribano L. Guías clínicas para el diagnóstico, tratamiento y seguimiento de las Mastocitosis. An Sist Sanit Navar. 2008;31(1):11-32.

41- Huapaya M. Guía de Práctica Clínica de Diagnóstico y Tratamiento del Síndrome de Noonan. Sub Unidad de Soporte al Diagnóstico-Genético. Instituto Nacional de Salud del Niño - San Borja. Ministerio de Salud Perú. [Internet] 2020 [citado: 03 Septiembre 2023] Disponible en: https://www.insnsb.gob.pe/docs-trans/resolubiones/archivopdf.php?pdf=2020

42- Hernández S, Navío M, De la Osa A, Gargallo P, Menor F, Zúñiga A, et al. Neurofibromatosis tipo 1. Protoc diagn ter pediatr. 2022 [citado: 03 Septiembre 2023];1:341-352. Disponible en: https://www.aeped.es/sites/default/files/documentos/34_0.pdf

43- Smeyers P, De Santos MT. Complejo de esclerosis tuberosa. Protoc diagn ter pediatr. 2022 [citado: 03 Septiembre 2023];1:353-359. Disponible en:

https://www.aeped.es/sites/default/files/documentos/35_0.pdf

44- Ruiz ML, González L, García JJ, Duat A, Cantarín V, Soto Insuga V, et al. Síndrome de Sturge-Weber. Protoc diagn ter pediatr. 2022 [citado: 03 Septiembre 2023];1:361-367. Disponible en: https://www.aeped.es/sites/default/files/documentos/36_0.pdf

45- Marcheco B, Lantigua A, Rojas I, Benítez Y. Genética Médica en Cuba: sus resultados e impacto en el cuidado de la Salud Materno Infantil en 35 años (1980-2014). Academia de Ciencias de Cuba. 2016 [citado: 03 Septiembre2023];6(3) Disponible en: https://revistccuba.sld.cu/index.php/revacc/article/view/624/631

46- Del Sol LA, Tejeda E, Mirabal JM. Los métodos teóricos: una necesidad de conocimiento en la investigación científico-pedagógica. EDUMECENTRO. [Internet] 2017 [citado: 26 Diciembre 2021];9(4):250-253. Disponible en: https://www.medigraphic.com/pdfs/edumecentro/ed-2017/ed174u.pdf

47- Ballesta F, Soler A, Ballesta Martínez MJ. Conceptos básicos. Genoma humano. Sección 3: Genética y dismorfología. En: Cruz. M. Tratado de pediatría. 10ma edición. Madrid: Ed. Médica Panamericana; 2018.P.242-246.

48- Morice F. Genética en dermatología. España: Elseiver Masson SAS; [Internet] 2017 [citado: 29 Mayo 2020].P.7. Disponible en: https://www.clinicalkey.es/service/content/pdf/watermarked/51-s2.0-S1761289617842953.pdf?locale=es_ES

49- Calleja A. Herencia y enfermedad. En: Genética. Manual CTO de Medicinay cirugía. 11na edición. Madrid D.F: ENARM; 2019.P.56-57

50- Scott DA, Lee B. Patrones de herencia genética. En: Nelson. Tratado de pediatría. Volumen 1. 21ª edición. Barcelona: Elseiver. 2020.P.628.

51- Lantigua A. Mutaciones que afectan a los cromosomas humanos. En: Introducción a la genética médica. La Habana: Ciencias Médicas; 2011.P.117.

52- Ramírez Y, Velázquez Y, Lozano M. Mosaicismos cutáneos, fenotipo clínico de algunas genodermatosis y defectos congénitos cutáneos. Folia Dermatológica Cubana. 2020 [citado. 12 Noviembre 2020];14(3). Disponible en: http://revfdc.sld.cu/index.php/fdc/article/view/205/272

53- Lozano M, Martínez MB, Velázquez Y. Mecanismos epigenéticos relacionados con la lepra. Folia cubana de dermatología. 2021. 15(1). Disponible en: http://revfdc.sld.cu/index.php/fdc/article/view/202/286

54- Reyes E, Orive NM. La epigenética, perspectiva en la prevención y terapéutica de las enfermedades comunes. Revista Zolilo Marinello, 2018 [citado: 13 octubre 2021];43(5) Disponible en: https://revzoilomarinello.sld.cu/index.php/zmv/article/view/1366

55- William D, James MD. Genodermatoses and Congenital Anomalies. Clinical dermatology. In: Andrews' Diseases of the Skin Clinical Atlas. 13th Edition. Philadelphia: Elseiver; [Internet] 2019 [citado: 03 Junio 2020].P.379. Disponible en: https://www.clinicalkey.es/#!/browse/book/3-s2.0C20130186102

56- Martini B, Vasconcelos L, Milanez MA, de Almeida CA. Ictiose lamelar com apresentacão na vida adulta. Dermatologia. Diagn Tratamento. 2018 [citado: 08 Noviembre 2021];23(1):3-6. Disponible en: https://docs.bvsalud.org/biblioref/2018/04/882152/rdt_v23n1_3-6.pdf

57- Vázquez GL, Granados G, de la Rosa JD. Ictiosis lamelar en una unidad neonatal. Rev Ciencias Médicas. 2020 [citado: 08 Noviembre 2021];24(4):e4466. Disponible en: https://revcmpinar.sld.cu/index.php/publicaciones/article/view/4466

58- Leone EL, Souza MH, Rocha F, Secco IL, Costa T, Afonso RQ. Nursing care for a newborn with Lamellar Ichthyosis: a case study in a neonatal unit. Rev Esc Enferm USP. 2019 [citado: 04 Enero 2022]; 53. Disponible en: https://www.scielo.br/pdf/reeusp/v53/en_1980-220X-reeusp-53-e03519.pdf

59- Tamayo K, Velázquez Y. Ictiosis vulgar asociada a síndrome de Ehlers Danlos tipo clásico en una niña. Revista Cubana de Pediatría. 2023 [citado: 02 Septiembre 2023];95:e4350 Disponible en: http://www.revpediatria.sld.cu/index.php/ped/article/view/4350/2148

60- Morales LA, Hernández R, Salinas A. Caso familiar de ictiosis laminar. Rev. Mex. Pediatr. 2019 [Citado: 08 Noviembre 2021];86(2) Disponible en: https://www.scielo.org.mx/pdf/rmp/v86n2/0035-0052-rmp-86-03-71.pdf)

61- Seidl M, Schatz UA, Gasslitter I, Moosbrugger V, Bkunder S, Schossig AA, *et al*. Spectrum of ichthyoses in an Austrian ichthyyoses cohort from 2004 to 2017. Journal of the German Society of Dermatology. [Internet] 2019. [citado: 08 Noviembre 2021] Disponible en: https://doi.org/10.1111/ddg.13968

62- Richard G, Ringpfeil F. Ictiosis, eritroqueratodermias y enfermedades relacionadas. Genodermatosis. En: Dermatología. Barcelona: Elsevier; [Internet] 2019 [Citado: 08 Noviembre 2021].P.892-894 Disponible en: https://www.clinicalkey.es/#!/browse/book/3-s2.0-C20170045111

63- Morales LA, Hernández R, Salinas A. Caso familiar de ictiosis laminar. Rev

Mex Pediatr. 2019 [Citado: 04 Enero 2022];86(2):71-74. Disponible en:https://www.scielo.org.mx/scielo.php?pid=S0035-00522019000200071&scrpt=sci_arttext

64- Arbeláez SA, Atehortúa K.E, Peluffo S. Neurofibromatosis tipo 1 (NF1) o enfermedad de Von Recklinghausen. Rev Asoc Colomb Dermatol. 2020 [Citado: 17 Diciembre 2021];28(1):82-87. Disponible en: https://doi.org/10.29176/2590843X.1493

65- Marzo T, Guerrero L, Lacosta J. Neurofibromatosis tipo I. Presentación de un caso. Revista Información Científica. 2019 [Citado: 06 Enero 2022];98(3) Disponible en: https://scielo.sld.cu/pdf/ric/v98n3/1028-9933-ric-98-03395.pdf

66- Gómez MT, Botero JS, Tiettadentri LO, Vélez MA. Neurofibromatosis tipo 1: relación genotipo-fenotipo. Acta Neurol Colomb. 2020 [Citado: 06 Enero 2022];6(2)93-99. Disponible en: https://www.scielo.org.co/pdf/anco/v36n2/2422-4022-anco-36-02-93.pdf

67- Correa MF, Pasik NI. Neurofibromatosis 1 y 2. Rev. Hosp. Ital. B. Aires. 2019;39(4):115-127.

68- Ramírez Y, Velázquez Y, Morales M. Genodermatosis hiperpigmentadas. Revista Cubana de Pediatría. 2022 [Citado: 06 Noviembre 2022];94(4). Disponible en: http://www.revpediatria.sld.cu/index.php/ped/article/view/2168/1339

69- Ramírez Y, Velázquez Y, Valenciano CR. Neurofibromatosis segmentaria vs nevo Spilus. Folia Dermatológica Cubana. 2019 [Citado: 06 Enero 2022];13(2):158. Disponible en: https://revfdc.sld.cu/index.php/fdc/article/view/158

70- Cuenca C, Ramírez E, Ruiz JC, y Ruiz R. Neurofibromatosis segmentaria: una variedad infrecuente de neurofibromatosis tipo 1. ScienceDirect. 2020 [Citado: 06 Enero 2022];35(6):406-408. Disponible en: https://doi.org/10.1016/j.piel.2019.06.004

71- Duat A. Neurofibromatosis tipo 1. Pedistr Integral. 2020 [Citado: 06 Enero 2022];XXIV(6):334-341. Disponible en: https://www.pediatriaintegral.es/publicacion-2020-09/neurofibromatosis-tipo-1/

72- Miller DT, Freedenberg D, Schorry E, Ullrich NJ, Viskochil D, Korf BR. Health Supervision for Children With Neurofibromatosis Type 1. Pediatrics. 2019 [Citado: 06 Enero 2022];143:e20190660. Disponible en: https://doi.org/10.1542/peds.2019-0660

73- Victorio MC. Neurofibromatosis. En: Manual MSD. [Internet] 2020 [Citado: 06 Enero 2022] Disponible en: https://www.msdmanuals.com/es/professional/pediatría/síndromesneurocutáneos/neurofibromatosis

74- Del Río IJ, Hernández MK, Montes JG, Torales U, Guadarrama P. Fármacos candidatos para tratamiento de neurofibromas plexiformes inoperables en pacientes con neurofibromatosis tipo 1. Aten Fam. 2019 [Citado: 06 Enero 2022];26(2):72-76. Disponible en: https://www.revistas.unam.mx/index.php/atencion_familiar/article/view/68830

75- Pérez A, Vital H. Manejo anestésico de paciente con mastocitosis cutánea. Rev ChilAnest. 2021 [citado: 27 noviembre 2022];50:511-514. Disponible en: https://doi.org/10.25237/revchilanestev50n03-13

76- Sperr W, Kundi M, Alvarez I, Van B, Oude J, Gorska A *et al.* International prognostic sacoring system for mastocytosis (IPSM): a retrospective cohort study. LancetHaematol. 2019 [citado: 27 Noviembre 2022] ;6(12):638-49 Disponible en: https://www.ncbi.nlm.nih.gov/pmc/articles/PMC7115823/

77- Cantero J, Ruipérez E, Pérez N, Herráiz MA. Mastocitosis en el embarazo y el parto. ProgObstetGinecol. 2019 [citado: 27 noviembre 2022];62(3):292-295. Disponible en: https://doi.org/10.20960/J.POG.00205

78- Sánchez L, Morgado L, Álvarez Twose I, Matito A, García Montero A, Teodosio C, *et al.* Diagnosis and classification of mastocytosis in non-specialized versus reference centre: a Spanish network on Mastocytosis (REMA) study on 122 patients. British J Haematol. 2016 [citado: 8 Noviembre 2022]. Disponible en: https://onlinelibrary.wiley.com/doi/epdf/10.1111/bjh.13789

79- Online Mendelian Inheritance in Man. Mastocytosis, cutaneous. OMIM. [Internet] 2020 [citado: 30 Junio 2021] Disponible en: https://omim.org/entry/154800

80- Delves PJ. Mastocitosis. En: Manual MSD. USA [Internet] 2020 [citado: 26 noviembre 2022]. Disponible en: https://www.msdmanuals.com/es/professional/inmunolog%C3%ADa-y-trastornos-al%C3%A9rgicas,-autoinmunitarias-y-otros-trastornos-po-hipersensibilidad/mastocitosis

81- Selva Folch B, López Almaraz R, Sánchez González R, Martínez de las Heras B. Mastocitosis cutánea difusa. Presentación de 3 casos y revisión de su manejo terapéutico. AnPediatr. 2016 [citado: 8 noviembre

2022];84(59) Disponible en: https://www.analesdepediatria.org/es-mastocitosis-cutanea-difusa-presentacion-3-articulo-S1695403315002817

82- Ruiz F, Ramírez D, Pachajoa H. Síndrome de Ehlers-Danlos cifoescoliótico FKBP14 en una paciente adolescente: primer reporte de caso colombiano. Arch Argent Pediatr. 2019 [Citado: 04 Enero 2022]; 117 (3):e274-e278. Disponible en: https://www.sap.org.ar/docs/publicaciones/archivosarg/2019/v117n3a23.pdf

83- Ceballos C, Vargas E, González S, Molgo M. Sospecha diagnóstica de síndrome de Ehlers Dantos tipo vascular: reporte de un caso y revisión de literatura. Rev Med Chile. 2018 [Citado: 08 Noviembre 2021]; 146:938-942. Disponible en: https://www.scielo.cl/pdf/rmc/v146n8/0034-9887-rmc-146-080938.pdf

84- Reginato AM. Ehlers Danlos syndrome. In: Ferri´s Clinical Advisor. New York: Elseiver. 2020.P.452.e2-482e12.

85- González AF, Bratz J, Sandoval M, Guerrero C. Hipermovilidad articular y síndrome de Ehlers-Danlos: consideraciones desde el cuidado en enfermería. Iatreia. 2019 [Citado: 17 Diciembre 2021];32(4):346-353. Disponible en: https://www.scielo.org.co/pdf/iat/v32n4/0121-0793-iat-32-0400346.pdf

86- Krakow D. Enfermedades hereditarias del tejido conectivo. Enfermedades hereditarias del tejido conjuntivo. En: Tratado de reumatología. Barcelona: Elseiver; 2018.P.1809.

87- Michel C, Ngaha C. Enfermedades hereditarias del colágeno y del tejido elástico. En: Tratado de medicina EMC. [Internet] Barcelona: Elseiver Masson SAS; 2019 [Citado: 17 Diciembre 2021].P.2. Disponible en: https://www.clinicalkey.es/#!/content/emc/51-s2.0-S163654101941996X

88- Villarroel H. Síndrome de Ehlers-Danlos tipo hipermovil: concordancia de los criterios de diagnóstico de la clasificación internacional 2017 con los criterios de Brighton. Colegio médico España. [Internet] 2019 [Citado: 06 Enero 2022] Disponible   en:

https://archivos.colegiomedico.org.sv/wpcontent/uploads/2019/06/SEDh-BRIGHTON-VS-CLASIFICACIÓN-INTARCH-COL-MED-ES.pdf

89- Menéndez AF. Síndrome de Ehlers-Danlos. En: Tratado de reumatología pediátricsa. 2da edición. La Habana: Ciencias Médicas; 2020.P.391-395

90- Peiger B, Ruglas K, Alas C, Molina C, Juárez L, Turcios V, *et al.* Xeroderma pigmentosum. Dermatol Rev Mex. 2020 [Citado: 10 Enero 2022];64(5):635-638. Disponible   en:
https://dermatologiarevistamexicana.org.mx/article/xeroderma-pigmentoso/

91- Chairif O, Palacios C. Opciones terapéuticas y preventivas no invasivas para el cáncer de piel no melanoma en pacientes pediátricos con xeroderma pigmentoso. Dermatología CMQ. 2018 [Citado: 10 Enero 2022];16(1):83-90.   Disponible   en:
https://www.medigraphic.com/pdfs/cosmetica/dcm-2018/dcm181m.pdf

92- Guillen LA, Campos CM, Acosta I. Consideraciones acerca de la crisis del método clínico ante el desarrollo tecnológico. FEM. 2021 [Citado: 10 Enero 2022];14(5) Disponible en: https://dx.doi.org/10.33588/fem.245.1148

93- Castro Y, Cósar J, Julcamoro E. Manifestaciones orales de la incontinencia pigmentaria (Síndrome de Bloch-Sulzberger). Reporte de caso. Odontoestomatología. 2019 [Citado: 17 Diciembre 2021];21 (34) Disponible en: https://www.scielo.edu.uy/scielo.php?script=sci_arttext&pid=S1688933920 19000200056

94- Portuondo E, Acuña PM, González AG, Rigautdi MC, Pérez MC. Incontinencia pigmenti y manifestaciones neurológicas. Rev Cubana Pediatr. 2018 [Citado: 10 Enero 2022];90(2) Disponible en: https://www.revpediatria.sld.cu/index.php/ped/article/view/281/199

95- Cammarata F, Fusc E, Ursini M.V. Incontinencia pigmenti. Actas Dermatología Pediátrica. 2019 [Citado: 17 Diciembre 2021]. Disponible en: https://www.actasdermo.org/es-incontinencia-pigmenti-articuloS0001731018304903

96- Sabido L, Martínez G, Luna EJ. Incontinencia pigmentaria. Presentación de un caso. Rev Med Epectrón. 2021 [Citado: 10 Enero 2022];43(4). Disponible en: https://scielo.sld.cu/scielo.php?script=sci_arttext&pid=S168418242021000 401099

97- Guillen LA, Campos CM, Acosta I. Consideraciones acerca de la crisis del método clínico ante el desarrollo tecnológico. FEM. 2021 [Citado: 10 Enero 2022];14(5) Disponible en: https://dx.doi.org/10.33588/fem.245.1148

98- Velázquez Y, Valenciano CR. Genodermatoses in Las Tunas province, Cuba, 1989-2019. Rev MEDICC Review. 2021 [citado: 07 Enero 2022];23(2):34-41. Disponible en: https://mediccreview.org/wpcontent/uploads/2021/04/MRApril2021-

velazquez-genodermatoses-tunascuba.pdf

99- Naranjo Y, Domínguez Al, Jímenez B. Triada: métodos clínico, epidemiológico y proceso atención de enfermería. Rev Tecnología de la Salud. 2018 [Citado: 10 Enero 2022];9(1) Disponible en: https://www.medigraphic.com/cgi-bin/new/resumen.cgi?DARTICULO-80906

100- Wyszynski D. Epidemiología genética. Rev Panam Salud Publica. 1998 [Citado: 10 Enero 2022];3(1) Disponible en: https://www.scielop.prg/pdf/rpsp/v3n1/3n1a5.pdf

101- Pyertz, E. Fundamentos de genética humana y genómica. En Diagnóstico clínico y tratamiento. 2017 [Citado: 06 Enero 2022] Disponible en: https://accessmedicina.mhmedical.com/content.aspx?bookid=2197§io ni d=17 4388586

102- Almeida S. Metodología para la gestión del conocimiento en ciencias básicas biomédicas con el empleo de las tecnologías de la información y las comunicaciones. Tesis doctoral. Programa de Doctorado en Ciencias de la Educación. Universidad de Matanzas. Cuba. [Internet] 2007 [citado: 08 Septiembre 2022] Disponible en: http://tesis.sld.cu/index.php?P=FullRecord&ID=120

103- Corona LA, Fonseca M. Un modelo simplificado del proceso de atención médica. Implicaciones asistenciales, docentes e investigativas. Medisur. 2010;8(2)

104- Paoli FJ. Multi, inter y transdiciplinariedad. Probl. anu. filos. teor. Derecho. 2019 [citado: 02 septiembre 2022];13 Disponible en: https://doi.org/10.22201/iij.24487937e.2019.13

105- Agencia de los estados unidos para el desarrollo internacional. Guía de elaboración de procedimientos. USAID [Internet] 2022. [citado: 6 Agosto 2023] Disponible en: https://pdf.usaid.gov/pdf_docs/PA00MTBW.pdf

106- Romo VH, Melo R. Guía técnica para elaborar protocolos médicos. Secretaria de Salud Jalisco. México [Internet]. 2020. [citado: 03 Septiembre 2023] Disponible en: https://transparencia.imfo.jalisco.gob.mx/sites/default/files/DOM-P080_001

107- Pérez FR. Construcción de algoritmos como estrategia de aprendizaje en medicina. Investigación educ. médica. 2023;12(45):30-45.

108- Arias JC, Hidalgo CJ, Hidalgo HE. Utilidad de las guías, protocolos y algoritmos en la práctica clínica. Revista Cubana de Medicina. 2019 [citado: 03 Septiembre 2023];58(1):e980 Disponible en: http://revmedicina.sld.cu/index.php/med/article/view/980/987

109- Cruz M. Un estudio sobre la implementación del método Delphi en publicaciones de ciencias médicas indexadas en Scopus. Educación Médica Superior. 2018 [citado: 03 Septiembre 2023];32(3) Disponible en: https://ems.sld.cu/index.php/ems/article/view/1408/687

110- Naranjo MA, Torres M, Gómez MB. Hipomelanosis de Ito: reporte de caso. Rev Asoc Colomb Dermatol. 2019 [citado: 11 Mayo 2020];27(2): 128-132. Disponible en: https://revista.asocolderma.org.co/index.php/asocolderma/article/view/984

111- Cerisola A, Cibils L, Chaibún MA, Pedemonte V, Rosas M. Complejo de esclerosis tuberosa: diagnóstico y tratamiento actual. MEDICINA. 2022; [citado: 03 Septiembre 2023];82(Supl. III):71-75. Disponible en: https://www.medicinabuenosaires.com/revistas/vol82-22/s3/71s3.pdf

112- Macías MA, Téllez AM, Ballén J, Hernández C. Síndrome LEOPARD. Rev Asoc Colomb Dermatol. 2018 [citado: 03 Septiembre 2023];26(3):198-202. Disponible en: https://revista.asocolderma.org.co/index.php/asocolderma/article/view/62/46

113- Oficina Nacional de Estadística e información. Provincia Las Tunas. 2018. ONEI Las Tunas. [Internet] 2019 [citado: 12 Octubre 2021]. Disponible en: https://www.onei.gob.cu/sites/default/files/anuario_est_provincial/las_tuna so k.pdf

114- Herrera JR, Calero JL, González MA, Collazo MI, Travieso Y. El método de consulta a expertos en tres niveles de validación. Rev haban cienc méd [Internet]. 2022 [citado 24 Enero 2023]; 21(1):e4711. Disponible en: http://www.revhabanera.sld.cu/index.php/rhab/article/view/4711

115- Morán H. Una reflexión acerca de la pertinencia y la relevancia de la investigación. PAIDEIA XXI. 2018 [citado: 6 Agosto 2023];6(7):13-32. Disponible en: http://revistas.urp.edu.pe/index.php/Pideia/article/dowload/1574/1451

116- Clark Y, Martínez A, Hernández Y, Feoktistova L, Orraca M, Morales E. Estudio clínico y molecular en pacientes cubanos con neurofibromatosis tipo I. Revista Cubana de Investigaciones Biomédicas 2023 [citado: 03 Septiembre 2023];42:e2459. Disponible en: https://revbiomedica.sld.cu/index.php/ibi/article/dowload/2459/1137

117- Cerda J, Villarroel L. Evaluación de la concordancia inter-observador en investigación pediátrica: Coeficiente de Kappa. Rev Chil Pediatr. 2008 [citado: 03 Septiembre 2023];79(1):54-58 Disponible en: http://dx.doi.org/10.4067/S0370-41062008000100008

118- Velázquez Y, Llamosa AM, Rodríguez CR, López Y, Rosa I. Genodermatología, una aplicación que favorece la atención de los pacientes con genodermatosis. Multimed 2023 [citado: 03 Septiembre 2023];(27):e2671. Disponible en: https://revmultimed.sld.cu/index.php/mtm/article/view/2671/2592

119- Ministerio de Salud Pública de Cuba. Datos demográficos. Anuario estadístico de MINSAP 2018. [Internet] 2019 [citado: 12 Octubre 2021]. Disponible en: https://files.sld.cu/bvscuba/files/2019/04/Anuario-ElectrónicoEspañol-2018-ed-2019-compressed.pdf

120- Ministerio de Salud Pública de Cuba. Datos demográficos. Anuario estadístico de MINSAP 2020. [Internet] 2021 [citado: 12 Octubre 2021]. Disponible en: https://files.sld.cu/bvscuba/files/2021/08/Anuario-EstadisticoEspañol-2020-Definitivo.pdf

121- Fondo de las Naciones Unidas para la infancia. ¿Qué es la adolescencia? UNICEF. [Internet] 2023 [citado: 03 Septiembre 2023]. Disponible en: https://www.unicef.org/uruguay/crianza/adolescencia/que-es-la-adolescencia

122- Falcón L, Morales E, Rodríguez Y, Quevedo C. Cuestionario cubano para la evaluación de la calidad de vida del paciente con afecciones dermatológicas. Rev Cub Med. 2008 [citado: 03 Septiembre 2023];37(2). Disponible en: http://scielo.sld.cu/scielo.php?script=sci_arttex&pid-S0138-65572008000200011

123- Cala L. Ética en la investigación biomédica: contextualización y necesidad. MEDISAN. 2019 [citado: 13 Octubre 2021];23(5):921-941. Disponible en: https://www.redalyc.org/journal/3684/368461459011/html/

124- Del Castillo D, Rodríguez TN. La ética de la investigación científica y su inclusión en las ciencias de la salud. Acta médica del Centro. 2018 [citado: 13 Octubre 2021];12(2) Disponible en: https://www.medigraphic.com/pdfs/medicadelcentro/mec-2018/mec182n.pdf

125- Velázquez Y. Morales M, Torres JE. Caracterización de los pacientes con genodermatosis en Las Tunas 30 años de estudio. Ciencia e innovación tecnológica. Ed Académica universitaria. 2019 [citado: 13 Octubre 2021];7 (2):2069-2077 Disponible en: https://edacunob.ult.edu.cu/xmlui/handle/123456789/106

126- Velázquez Y, Peña O, Álvarez VJ. Enfermedad de Hailey-Hailey, una familia diagnosticada a partir de un caso *propositus*. Rev Argent Dermatol. 2020 [citado: 12 Junio 2021];101(4) Disponible en: https://www.scielo.org.ar/scielo.php?script=sci_arttext&pid=S1851-300X2020000400011&lng=es&nrm=iso&tlng=es

127- Abarca HH, Chávez M, Trubnykova M, La Serna JE, Poterico JA. Factores de riesgo en las enfermedades genéticas. Acta Med Peru. 2018 [citado: 8 Agosto 2020];35(1):43–50. Disponible en: http://www.scielo.org.pe/scielo.php?script=sci_arttext&pid=S1728-59172018000100007

128- George CE, Trujillo L. Aplicación del método Delphi modificado para la validación de un cuestionario de incorporación de las TIC en la práctica docente. Revista Iberoamericana de Evaluación Educativa. 2018;11(1): 113-135.

129- Chinton J, Huckstadt V, Moresco A, Gravina LP, Obregon MG. Caracterización clínica y molecular de niños con síndrome de Noonan y otras RASopatías en Argentina. Arch Argent Pediatr. 2019 [citado: 08 Enero 2022];117(5):330-337. Disponible en: http://dx.doi.org/10.5546/aap.2019.330

130- Denayer E, Legius E. Legius Syndrome and its Relationship with Neurofibromatosis Type 1. Acta Derm Venereol. 2020 [citado: 08 Enero 2022];100:adv00093. Disponible en: https://www.medicaljournals.se/acta/content/html/10.2340/00015555-3429

131- Orlandi V, Cavarzere P, Palma L, Gaudino R, Antoniazzi F. Central precocious puberty in a girl with LEGIUS síndrome: an accidental association?. Italian Journal of Pediatrics. 2021 [citado: 09 Octubre 2022];47:50. Disponible en: https://doi.org/10.1186/s13052-021-01004-9

132- Duat A, Martos GA, Martín Y, Hernández A, Espejos JM, Ruiz ML, *et al.* Características fenotípicas y genéticas en la neurofibromatosis tipo 1 en edad pediátrica. Anales de Pediatría. Barcelona. 2015 [citado: 03 Julio 2020];83(3):173-182. Disponible en: https://www.analesdepediatria.org/espdf-S169540331400472X

133- Cammarata F, Stock F, Velzco N, Da Silva G, Lacruz MA, Avendaño A. Hallazgos clínicos y epidemiológicos en la neurofibromatosis tipo 1 y el complejo esclerosis tuberosa en una serie de pacientes pediátricos. Bol Med Hosp Infant Mex. 2018 [citado: 08 Enero 2022];75. Disponible en:

https://www.scielo.org.mx/pdf/bmim/v75n5/1665-1146-bmim-75-05-287.pdf

134- Sánchez SB. Neurofibromatosis tipo 1 y síndrome de Legius en el servicio de pediatría del hospital Miguel Servet y experiencia con las hojas de información. Tesis doctoral. Programa de Doctorado en Medicina. Universidad de Zaragoza. España. [Internet] 2021 [citado: 08 Enero 2022] Disponible en: https://zaguan.unizar.es/record/106189/files/TESIS-2021161.pdf

135- García FJ, Hernández A. Cronología del diagnóstico de la neurofibromatosis tipo 1 en la infancia. Actas Dermo-Sifilográfica. 2023 [citado: 03 Septiembre 2023];114:187-196. Disponible en: https://doi.org/10.1016/j.ad.2022.10.036

136- Collazo T. Técnicas de biología molecular aplicadas al diagnóstico de enfermedades genéticas. Rev Cubana Genética Comunitaria. 2020 [citado: 07 Enero 2022];13(1):e99. Disponible en:

https://revgenetica.sld.cu/index.php/gen/article/view/99/138

137- Evans D.G, Bowers N, Burkitt E, Miles E, Garg S, Scott V. Comprehensive RNA Analysis of the NF1 Gene in Classically Affected NF1 Affected Individuals Meeting NIH Criteria has High Sensitivity and Mutation Negative Testing is Reassuring in Isolated Cases With Pigmentary Features Only. EBioMedicine. 2016;7:212-20

138- Tamayo K, Velázquez Y, Salazar JC. Caracterización de pacientes con daño actínico crónico. Cochabamba, Bolivia. Revista Médica Electrónica. 2021. [citado: 15 Octubre 2021];43(5) Disponible en:

https://www.revmedicaelectronica.sld.cu/index.php/rme/article/view/4433/p
df_958

139- Guerra M, Alemán AD, Román Y. Fotoprotección y fotodaño en la niñez y
la adolescencia. MEDISAN. 2018 [citado: 08 Enero 2022];22(8):804.
Disponible en: https://scielo.sld.cu/pdf/san/v22n8/1029-3019-san-
22-08804.pdf

140- Rodríguez A, Noris E, Fundora TM. Principios y relevancia del ensayo
cometa. Rev Cubana Invest Bioméd. 2016 [citado: 24 Julio 2020];35(2).
Disponible en: https://scielo.sld.cu/pdf/ibi/v35n2/ibi07216.pdf

141- Sueiro A. Síndrome de progeria de Hutchinson-Gilford: un trastorno de
envejecimiento prematuro. Tesis en opción del título de grado de
Enfermería. Universidad pública de Navarra. España. [Internet] 2021
[citado: 08 Enero 2022] Disponible en:
https://academicae.unavarra.es/bitstream/handle/2454/39877/Sueiro%20V
idal%2C%20Ana.p df?sequence=1&isAllowed=y

142- Capote E. Porfiria cutánea tarda vs pseudoporfiria cutánea tarda en un
paciente en hemodiálisis. Presentación de un caso. Medisur. 2020 [citado:
26 Mayo 2020];18(1):137-142. Disponible en:
https://medisur.sld.cu/index.php/medisur/article/view/3886

143- Velázquez Y, Utra M, Rodríguez CR, Morales M. Propuesta de elementos
clínicos para establecer criterios diagnósticos del xeroderma pigmentoso.

Folia Dermatológica Cubana. 2022 [citado: 16 julio   2023];16(1):e244.

Disponible en: http://revfdc.sld.cu/index.php/fdc/article/view/244/325

144- Madrigal K, Alfaro N, Morales D. Linear and whorled nevoid hypermelanosis with pigmentary incontinence and congenital maldormations. Indian Jornal of Paediatric Dermatology. 2022 [citado 09 Enero 2023];23(1). Disponible en: https://go.gale.com/ps/i.do?id=GALE%7CA688547410

145- Patterson J. Classic neurofibromatosis (NF-1). In: Weedns´s Skin Pathology. New York: Elseiver; 2020.P.1093-1120.e12

146- Torres B, Portal JA, Mederos Y, Martínez G, Lantigua A, Rodríguez C, *et al*. Respuesta inmune humoral en pacientes cubanos con genodermatosis atendidos en el hospital pediátrico Juan Manuel Márquez. Revista Cubana de Genética Comunitaria. 2015 [citado 09 Enero 2022];9(3) Disponible en: http://bvs.sld.cu/revistas/rcgc/v9n3/rcgc050315.html

147- Hechavarría Y, Acevedo MA, Céspedes M. Poroqueratosis de Mibelli. Rev Cubana de Medicina General Integral. 2019 [citado: 9 Enero 2022];35(4) Disponible   en: http://www.revmgi.sld.cu/index.php/mgi/article/view/1093/318

148- De la Figuera M. Martín V. Medicina personalizada en atención primaria. Rev Medicina de Familia. 2018 [citado: 12 Diciembre 2020];44(1):1-2. Disponible en: https://doi.org/10.1016/j.semerg.2018.01.006

149- Hernández E. Calidad de vida. Atención psicológica. Métodos, técnicas y enfoques. La Habana: Ciencias Médicas; 2011.P.134-136

Disponible   en:

http://www.revmedicaelectronica.sld.cu/index.php/rme/article/view/2827/44
17

150- Tamayo M, Velázquez Y, Morales A, Valenciano CR, Torres JE. Calidad de
vida en adolescentes con genodermatosis evaluados en consulta
especializada en Las Tunas. Folia Dermatológica Cubana. 2020 [citado: 22
Diciembre   2022];14(3):e199.   Disponible   en:
http://revfdc.sld.cu/index.php/fdc/article/view/199/269

151- Séve N. Independencia, autonomía y calidad de vida: análisis y
evaluaciones. EMC Kinesiterapia-Medicina Física. 2017;38(1):1-16

152- Galiano Ramírez MC, Castellanos LT, Moreno Mora T. Manifestaciones
somáticas en un grupo de adolescentes con ansiedad. Rev Cubana Pediatr.
2016   [citado: 09   Enero   2022];88(2):4-8.   Disponible   en:
http://www.revpediatria.sld.cu/index.php/ped/article/view/108/41

153- Cordero N, Tejeda JL, Alemán N, Espinosa EA, Pérez D, Pérez DC. Calidad
de vida de los pacientes con xeroderma pigmentoso según la percepción
del médico y los familiares. Rev Medicentro. 2010 [citado: 26 Mayo
2020];14(3)   Disponible   en:
https://medicentro.vcl.sld.cu/paginas%20de%20acceso/Sumario/ano%202
010/v14n3a10/002calidad25.htm

154- Quinceno JM, Vinaccia S. Calidad de vida relacionada con la salud
infantil: una aproximación desde la enfermedad crónica. Psychologia:
avances de la disciplina. 2018;7(2):69-86.

155- Castrillón N, Blanco I. Conviviendo con la neurofibromatois tipo 1: revisión de la literatura. Psicooncología. 2018 [citado: 10 Enero 2022];15(1):37-48. Disponible en: http://dx.doi.org/10.5209/PSIC.59173

156- De Maso DR. Psicoterapia. En: Nelson. Tratado de pediatría. Volumen 1. 21ª edición. Barcelona: Ed. Elseiver. 2020.P.140-141

157- Gómez AM. Particularidades en la atención a niños y adolescentes. La Habana: Ed. Ciencias Médicas; 2018.P.88-92

158- Velázquez Y, Sarriol ZC, Morales M. Intervención educativa para mejorar la calidad de vida de adolescentes con genodermatosis. Revista electrónica Opuntia brava. 2021 [citado: 10 Enero 2022];13(2). Disponible en: http://opuntiabrava.ult.edu.cu/index.php/opuntiabrava/article/view/1076/1599

159- Barrau V, Español G. El uso dela psicoterapia en niños y adolescentes. Curso de psiquiatría del niños y del adolescente para pediatras. [Internet] 2019 [citado: 10 Enero 2022] Disponible en: https://www.cursopsiquiatriasema.com/wp-content/uploads/2020/05/433-446_TEMA-20_MOD-10.pdf

160- Saneleuterio E, Alonso P, García D. Educar jugando y dialogando. Derechos de la infancia, intencionalidad, familia y lenguaje. Revista sobre la infancia y la adolescencia. 2019;17:40-48

Modelo de consentimiento informado dirigido a los pacientes con genodermatosis y sus familias.

Título de la investigación: Metodología para la atención integral a pacientes con genodermatosis

Yo _________________________________ (Iníciales del Nombre y apellidos), tutor

de _________________________________ (Iníciales del Nombre y apellidos)

He comprendido la información que me ha sido explicada, he podido hacer todas las preguntas que me preocupaban sobre el estudio recibiendo respuestas satisfactorias a mis inquietudes y he recibido suficiente información sobre la investigación. Comprendo que mi participación será voluntaria y que toda la información que brinde tendrá un carácter confidencial, que podré retirarme del estudio: Cuando yo lo desee y sin tener que dar explicaciones. Mi decisión no afectará la atención médica que se brinde a mí o a mi representado.

He tenido contacto con la Dra. _________________________________ (Nombre del investigado), la cual me ha explicado todos los aspectos relacionados con la investigación.

Y para que conste mi libre conformidad de participar, y que mi representado participe (en caso de los tutores o padres de menores de edad) en este estudio firmo este modelo el día____ del mes ____________ del año_______.

_____________________   _____________________

Firma del participante   Firma del investigador

ANEXO 2

Encuesta para la selección de los expertos

Distinguido colega:

Por ser usted un prestigioso profesional de las Ciencias Médica, el equipo de investigación del presente estudio, somete a su consideración los resultados obtenidos en el mismo. El propósito es mejorar la asistencia médica integral a los pacientes con genodermatosis, así como mejorar la calidad de vida de estos y su familia.

Por favor llene estos datos:

- Categoría docente: _______________________________

- Categoría científica: _______________________________

- Categoría investigativa: _______________________________

- Grado científico: _______________________________

- Especialidad: _______________________________

Para poder precisar la relación de su formación y experiencia con la temática del estudio se necesita que complete las tablas siguientes.

La Tabla No. 1 es consecutiva de una escala que se mide desde el 0 hasta el 10. El valor 0 implica que no posee información ni experiencia sobre el tema de la investigación, mientras que el valor 10 implica una formación especializada y vasta experiencia.

Por favor marque con una X cómo usted valora sus conocimientos sobre el tema.

Tabla No.1

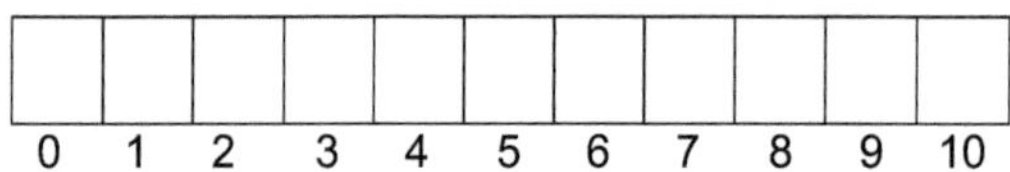

0	1	2	3	4	5	6	7	8	9	10

En la Tabla No. 2, se le solicita que marque con una X̲ en cada fila, cuáles son sus fuentes de argumentación para ofrecer criterios acerca del tema de la investigación.

Tabla No.2

Fuentes de argumentación	**Grado de influencia de cada una de las fuentes de su criterio**		
	Alto	**Medio**	**Bajo**
Análisis teóricos realizados por usted			
Experiencia obtenida en su práctica médica			
Trabajos de autores nacionales			
Trabajos de autores extranjeros			
Su conocimiento del estado del problema en Cuba y el extranjero			
Su intuición			

ANEXO 3

Cuestionario de consultas a los expertos

Todas las consultas que siguen, tiene como objetivo elaborar una metodología para la atención integral a pacientes con genodermatosis monogénicas, de mayor prevalencia en Las Tunas.

El programa nacional de diagnóstico, atención y prevención de enfermedades genéticas y defectos congénitos está fortalecido y sustentado por una red de Centros de genética, integra todos los niveles de atención, cuenta con programas que realizan pruebas especializadas para la pesquisa masiva de enfermedades genéticas y con un gran grupo de especialistas y master en genética clínica que evalúan multidisciplinariamente los casos con otras especialidades de acuerdo con la enfermedad según corresponda; sin embargo, en relación a las genodermatosis, hay que considerar que no se dispone de cobertura para estudios genéticos moleculares; la preparación del Médico General Básico en cuanto al diagnóstico, tratamiento, seguimiento y prevención es prácticamente nulo, lo que condiciona el diagnostico demorado y la falta de prevención de estas afecciones; los dermatólogos las atienden según su experiencia y conocimiento, por lo que precisa de un consenso científico que permita acciones diagnósticas, terapéuticas y preventivas a desarrollar en la atención de estos pacientes.

En un estudio de caracterización de las genodermatosis, publicado por la autora, en la Revista "Zoilo Marinello" en el año 2015 se determinó que las genodermatosis más frecuente en Las Tunas son: ictiosis vulgar, mastocitosis, neurofibromatosis tipo 1, defecto ectodérmico congénito, queratodermia palmoplantar, epidermólisis ampollar, Síndrome de Ehlers Danlos, incontinencia pigmenti, pitiriasis rubra pilaris, poroqueratosis de Mibelli, enfermedad de Darier, xeroderma pigmentoso, esclerosis tuberosa, síndrome de Hailey-Hailey.

Por favor exprese su criterio sobre lo que se expondrá seguidamente, marcando con una X lo que seleccione para su criterio.

Leyenda para seleccionar el criterio:

Muy adecuado: Está de acuerdo con el 100% de lo planteado.

Bastante adecuado: Está de acuerdo con el 75% de lo planteado

Adecuado: Está de acuerdo con el 50% de lo planteado

Poco adecuado: Está de acuerdo con el 25% de lo planteado

Inadecuado: No está de acuerdo de forma absoluta con lo planteado.

Argumente su criterio y propuestas para mejorar la metodología cuando no esté de acuerdo con lo planteado de forma parcial o totalmente.

1- Existe la necesidad de mejorar la atención integral a los pacientes con genodermatosis porque a pesar de presentar una baja incidencia individualmente; consideradas en su conjunto comprenden un gran grupo de enfermedades de difícil diagnóstico, tratamiento y seguimiento, con gran diversidad en los tipos de herencia aún en una misma enfermedad, el grado de afectación en individuos de una misma familia dependerá de la expresividad y la penetrancia, socialmente son individuos estigmatizados, no se curan y evolucionan con tendencia hacia la cronicidad.

Marque, por favor, su criterio

Muy adecuado___ Bastante adecuado___ Adecuado___ Poco adecuado___

Inadecuado___

2- En la literatura nacional e internacional se reportan varios casos con diferentes genodermatosis enfocándolas como enfermedades raras, y la mayoría representadas como presentaciones de casos, no existiendo metodologías para la atención integral de los pacientes con genodermatosis.

Marque, por favor, su criterio

Muy adecuado___ Bastante adecuado___ Adecuado___ Poco adecuado___ Inadecuado___

3- Se ha encontrado que el nivel de conocimiento que presenta el personal médico involucrado en la atención a las pacientes con genodermatosis, es limitado.

Marque, por favor, su criterio.

Muy adecuado___ Bastante adecuado___ Adecuado___ Poco adecuado___ Inadecuado___

4- Los pacientes y familiares buscan ayuda especializada del dermatólogo dándole más valor al diagnóstico y al tratamiento; no existe, por parte de los dermatólogos que trabajan en las áreas de Salud, un seguimiento y control, ni atención protocolizada en los pacientes después de cumplir los 19 años de edad o en aquellos que las manifestaciones clínicas comienzan en la adultez. Para esto es necesario una metodología, que integre el accionar de los dermatólogos que trabajan en las áreas de Salud, en el seguimiento y control de las genodermatosis para lograr una atención integral de estos pacientes.

Marque, por favor, su criterio

Muy adecuado___ Bastante adecuado___ Adecuado___ Poco adecuado___ Inadecuado___

5- La metodología antes mencionada debe tener sus bases teóricas relacionadas con los siguientes hechos y consideraciones.

6- Los padres o tutores, o al efecto los familiares acompañantes deberán ser informados y orientados del diagnóstico presuntivo, los estudios complementarios que se le indiquen al paciente, sus resultados, la terapéutica que se le ha de aplicar, las complicaciones que se presenten, el pronóstico, reacciones a fármacos, el diagnóstico definitivo y cómo será el seguimiento médico y las especialidades que formarán el equipo de atención.

Marque, por favor, su criterio

Muy adecuado___ Bastante adecuado___ Adecuado___ Poco adecuado___ Inadecuado___

7- Se le dará información mediante charlas educativas encaminadas a la prevención y educación para la Salud para prevenir complicaciones, descompensaciones de la enfermedad, cambios de estilos de vida que le permitan reinsertarse socialmente acorde con las limitaciones de la enfermedad que padece, así como la prevención de infecciones asociadas a la asistencia sanitaria.

Marque, por favor, su criterio.

Muy adecuado___ Bastante adecuado___ Adecuado___ Poco adecuado___ Inadecuado___

8- En consulta provincial especializada multidisciplinaria de genodermatosis o en consulta de dermatología por su área de Salud se le escribirá en la historia clínica del consultorio médico de familia, lo cual facilitará la retroalimentación entre los especialistas que atienden al paciente.

Marque, por favor, su criterio

Muy adecuado___ Bastante adecuado___ Adecuado___ Poco adecuado___ Inadecuado___

9- Cuando el paciente necesite ser hospitalizado se le escribirá en la historia clínica del hospital y cumpliendo con el sistema de referencia y contrareferencia, al egreso se hará llegar a su área de Salud el resumen de egreso de historia clínica abordando el motivo de consulta, diagnóstico presuntivo, exámenes complementarios, terapéutica, procederes quirúrgicos si estos fueran necesarios aplicarlos, complicaciones, reacciones a medicamentos cuando estas se produzcan, evolución, pronóstico.

Marque, por favor, su criterio

Muy adecuado___ Bastante adecuado___ Adecuado___ Poco adecuado___ Inadecuado___

10- Se les realizará a todos los pacientes el árbol genealógico, que abarque como mínimo tres generaciones y se identificarán otros miembros afectados en la familia, así como los portadores del gen afectado, teniendo en cuenta el patrón de herencia.

Marque, por favor, su criterio

Muy adecuado___ Bastante adecuado___ Adecuado___ Poco adecuado___ Inadecuado___

11- Se considerarán los adelantos sobre las bases genéticas de las genodermatosis, teniendo en cuenta la integración molecular y clínica y serán clasificadas en los siguientes grupos:

- Epidermolisis ampollar hereditaria.

- Desordenes hereditarios de la queratinización.

- Desordenes hereditarios del tejido conectivo.

- Displasia ectodérmica.

- Desordenes hereditarios del pelo y las uñas.

- Desordenes hereditarios de la pigmentación.

- Desordenes metabólicos cutáneos hereditarios.

- Desordenes hereditarios asociados con cáncer cutáneo.

- Desordenes hereditarios asociados con rasopatías.

- Desordenes hereditarios de la piel caracterizados por tumores benignos o anomalías vasculares.

- Desordenes hereditarios de la piel asociado con cáncer extracutáneo.

- Otros desordenes hereditarios de la piel.

Marque, por favor, su criterio

Muy adecuado___ Bastante adecuado___ Adecuado___ Poco adecuado___ Inadecuado___

12- Se realizará el diagnóstico siguiendo el método clínico en aquellas genodermatosis en las que existan criterios mayores y menores establecidos internacionalmente, tales como: neurofibromatosis, síndrome de Ehlers Danlos, esclerosis tuberosa, así como aquellas que la clínica pueda ofrecer elementos claves para el diagnóstico. En la mastocitosis se tendrá en cuenta la exploración del signo de Darier, que es patognomónico en esta enfermedad.

Marque, por favor, su criterio

Muy adecuado___ Bastante adecuado___ Adecuado___ Poco adecuado___ Inadecuado___

13- Para realizar el diagnóstico diferencial con patologías muy similares, se usará también el método clínico. Por ejemplo:

a) Para diferenciar el síndrome de Ehlers Danlos del síndrome de Marfan, teniendo en cuenta que en ambas existe hiperlaxitud articular con aracnodactilia, cicatrices atróficas, puede haber alteraciones esqueléticas e hiperextensibilidad de la piel; se tomará como referencia la medición del pliegue cutáneo a nivel del codo, ya que solo en el síndrome de Ehlers Danlos este sobrepasa los 4 cm.

b)   Para diferenciar genodermatosis que cursan con hiperpigmentación de tipo blaschkoide, se esperará a que el niño rebase el año de edad, porque es el periodo necesario para que se establezcan los elementos clínicos en la mayoría de estas afecciones, y se tendrá en cuenta:

-   Si comienza con lesiones eritematovesiculoampollares desde los primeros días de nacimiento, luego se tornan verrugosas, y pasado los seis meses de edad dejan máculas hiperpigmentadas se diagnosticará la incontinencia *pigmenti*.

-   Si comienza con lesiones eritematovesicoampollares y evoluciona formando lesiones verrugosas hiperpigmentadas, y al año no han cambiado se diagnosticará la hiperqueratosis epidermolítica de tipo blaschkloide.

-   Si presenta maculas hiperpigmentadas blaschkoides desde el nacimiento sin otras manifestaciones asociadas se diagnosticará la hipermelanosis lineal arremolinada.

c)   Para diferenciar la hipomelanosis de Ito del vitíligo segmentario, que es una dermatosis de tipo epigenética y puede tener antecedentes familiares, se tomará en cuenta que esta última afección existe acromia y en los bordes de la lesión se observa leucomelanodermia.

d)   Para diferenciar la hipomelanosis de Ito de la incontinencia *pigmenti* en su fase acrómica se tendrá en cuenta que en esta última afección existe una historia previa de evolución de la lesión por las fases: Inflamatoria, verrugosa, hiperpigmentada y finalmente hipopigmentación; esta última fase en la incontinencia pigmenti se establece en la adolescencia.

e)   Para diferenciar la displasia congénita de la atriquia congénita (alopecia congénita) se tendrá en cuenta que en esta última solo existe ausencia del pelo y el resto de los anexos cutáneos están íntegros.

Marque, por favor, su criterio

Muy adecuado___ Bastante adecuado___ Adecuado ___ Poco adecuado___

Inadecuado___

14- Teniendo en cuenta que tanto la neurofibromatosis como el síndrome de Legius comparten como característica clínica la presencia de manchas café con leche y/o efélides axilares o inguinales; siendo estos elementos clínicos parte de los criterios diagnósticos de la neurofibromatosis tipo 1 y según los mismos basta con dos para el diagnóstico; y tomando en consideración que ambas son afecciones diferentes con alteraciones genéticas propias, se hace necesario proponer modificar los criterios diagnósticos de neurofibromatosis tipo 1 unificando el primer y tercer criterio, de la siguiente forma:

- Seis o más manchas café con leche de 5 mm en pacientes prepuberales y mayores de 15 mm en postpúberes y/o presencia del signo de Crowe (efélides axilares y/o inguinales)

- Dos o más neurofibromas o un neurofibroma plexiforme

- Glioma del nervio óptico

- Dos o más nódulos de Lisch

- Lesiones óseas típicas (Displasia de las alas esfenoidales o adelgazamiento cortical de huesos largos con o sin seudoartrosis

- Antecedentes familiares de neurofibromatosis tipo 1 en padres o hermanos(que cumplan con los criterios modificados).

Para el diagnóstico se deben cumplir con dos o más criterios.

Se sugiere para el diagnóstico preciso de la neurofibromatosis tipo 1 y evitar el error diagnóstico con el síndrome de Legius que pasado la edad de 10 años se indicará al paciente y sus padres estudio molecular para NF1.

Si resulta negativo se diagnosticará un síndrome de Legius, y si resulta positivo se diagnosticará como una variante de la neurofibromatosis tipo 1 de poca expresividad.

Marque, por favor, su criterio

Muy adecuado___ Bastante adecuado___ Adecuado ___ Poco adecuado___ Inadecuado___

15- En el caso de los pacientes con sospecha de xeroderma pigmentoso, en el cual no existe un consenso en la literatura nacional o internacional sobre los criterios diagnósticos, y teniendo en cuenta que el estudio histopatológico y genético no son concluyentes, se propone establecer una serie de criterios que pueden ayudar a realizar el diagnóstico:

Criterios mayores:

- fotoenvejecimiento prematuro (combinación de varias de las siguientes lesiones: Hiperplasia de la piel, engrosamiento, arrugas, hiperpigmentación amarilla o rojiza, elastosis solar, telangiectasia).

- Historia familiar de xeroderma pigmentoso en familias consanguíneas.

Criterios menores:

- Fototipo de piel I o II (según la clasificación de Fitzpatrick).

- Aparición desde edades temprana (antes de los cinco años de edad) de lesiones por fotodaño cutáneo en zonas fotoexpuestas (eritema, quemaduras con ampollas, vesículas, dermatitis actínica, lentigos color café queilitis actínica, efélides).

-        Fotodaño ocular (fotofobia, cataratas, melanosis conjuntival).

-        Asociación con tumores neoplásicos en otros órganos (tubo digestivo).

-        Afectación neurológica.

-        Biopsia de piel con lesiones sugestivas de lesiones premalignas (queratosis actínicas).

-        Neoplasias cutáneas malignas (carcinoma basal, carcinoma epidermoide, melanoma maligno) en edades pediátricas diagnosticadas por dermatoscopia y biopsia.

Tomando como criterios diagnósticos que se cumpla un criterio mayor y dos menores o dos criterios mayores.

El diagnóstico se puede corroborar mediante la positividad a la prueba genética de ensayo cometa que determina daño del ADN (ruptura del ADN).

Se ha tenido en cuenta que los pacientes que solo cumplen con los criterios menores pueden presentar daño actínico crónico, sin llegar a presentar un xeroderma pigmentoso. Establecer los criterios evitará el error diagnóstico y el sobre diagnóstico inadecuado de los casos.

Marque, por favor, su criterio

Muy adecuado___ Bastante adecuado___ Adecuado___ Poco adecuado___

Inadecuado___

16- El genetista clínico debe evaluar siempre al paciente y familiares e indicará los estudios genéticos específicos (estudios moleculares) teniendo en cuenta tipo de genodermatosis según diagnóstico nosológico presuntivo e independientemente de la edad del paciente.

Marque, por favor, su criterio

Muy adecuado___ Bastante adecuado___ Adecuado___ Poco adecuado___

Inadecuado___

17- Se tendrá en cuenta la cronología de aparición de las manifestaciones clínicas para realizar la exploración física y estudios complementarios.

a) En la neurofibromatosis tipo I

Manifestaciones	**Edad de aparición**	**Exploración**
Manchas café con leche	Al nacimiento o primeros meses de edad	Examen dermatológico
Gliomas de la vía óptica	Dos a seis años	RMN
Signo de Crowe	Tres a cinco años	Examen dermatológico
Neurofibromas plexiformes	Tres a cinco años	Examen dermatológico
Nódulos de Lisch	Cinco a ocho años	Fondo de ojo
Neurofibromas cutáneos	Ocho a 10 años	Examen dermatológico
Feocromocitoma y otros tumores malignos	De los 10 años en adelante	Estudios imagenológicos

b) En la esclerosis tuberosa

Manifestaciones	**Edad de aparición**	**Exploración**
Máculas hipopigmentadas	Al nacimiento o primeros meses de edad	Examen dermatológico

Epilepsia	Primer año de vida	Electroencefalograma y RM a partir de los dos años.
Rabdomiomas cardiacos	Antes de los tres años	Ecocardiografía y electrocardipgrama.
Angiomiofibromas faciales	Tres años	Examen dermatológico
Fibromas gingivales	Tres años	Examen dermatológico
Alteraciones neuropsicológicas	Tres a cuatro años	Evaluaciones neuropsicológicas.
Angiomiolipomas renales	Mayores de 10 años	Ecografía abdominal y Controles periódicode la tensión arterial (TA) y la función renal
Placa chagrín	Mayores de 10 años	Examen dermatológico
Fibromas ungueales	Mayores de 10 años	Examen dermatológico
Linfangioleiomiomatosis	Mayores de 18 años	Estudio de función pulmonar y TAC

Marque, por favor, su criterio

Muy adecuado___ Bastante adecuado___ Adecuado ___ Poco adecuado___
Inadecuado___

18- La dermatoscopía se realizará por el dermatólogo entrenado, y se les realizará a los pacientes en quienes el examen dermatoscópico aporte elementos orientadores para el diagnóstico o seguimiento (xeroderma pigmentoso, albinismos, hemangiomas profundos en algunas facomatosis). No se realizará en lesiones infectadas.

Marque, por favor, su criterio

Muy adecuado___ Bastante adecuado___ Adecuado___ Poco adecuado___ Inadecuado___

19- Si la dermatoscopia resulta positiva se procederá al tratamiento quirúrgico de la lesión con estudio histopatológico y la valoración del genetista para, con esa muestra, interesar indicación de estudio molecular.

Marque, por favor, su criterio

Muy adecuado___ Bastante adecuado___ Adecuado___ Poco adecuado___ Inadecuado___

20- Ante sospecha de mastocitosis se buscará afectación sistémica para lo que se realizarán pruebas selectivas e inmunológicas como complemento sérico (ICC, C3, C4), determinación sérica de Ig E, estudios hematológicos como: Conteo de eosinófilos, lámina periférica buscando presencia de mastocitos en sangre periférica y en casos de compromiso sistémico importante, previa valoración con el hematólogo se realizará estudio de médula ósea.

Marque, por favor, su criterio

Muy adecuado__ Bastante adecuado___ Adecuado___ Poco adecuado___ Inadecuado___

21- En las genodermatosis con infección sobreañadida se realizarán estudios microbiológicos (exudados bacteriológicos con antibiograma y exudados micológicos simple y con cultivo) previa valoración por el dermatólogo, el pediatra, el médico general integral o el genetista.

Marque, por favor, su criterio

Muy adecuado___ Bastante adecuado___ Adecuado___ Poco adecuado___ Inadecuado___

22- Para el estudio histopatológico se tendrá la valoración del especialista de dermatología y el genetista clínico y se realizará en las genodermatosis en las que dentro de los criterios clínico se necesita del resultado de la biopsia, y en las que la dermatoscopía y otros estudios complementarios no sean suficientes para el diagnóstico (ictiosis en cualquiera de sus variantes, mastocitosis, defecto ectodérmico congénito, queratodermia palmoplantar, epidermólisis ampollar, incontinencia *pigmenti*, *pitiriasis rubra pilaris*, poroqueratosis de Mibelli, enfermedad de Darier, xeroderma pigmentoso) A no ser que sea extremadamente necesario para el diagnóstico no se realizará biopsia de las lesiones en menores de dos años.

Marque, por favor, su criterio

Muy adecuado___ Bastante adecuado___ Adecuado___ Poco adecuado___ Inadecuado___

23- Para realizar biopsia de piel en los niños menores de 10 años de edad, la toma de la muestra se realizará en el quirófano previo uso de anestesia general.

En los niños de 10 años o mayores se podrá realizar la toma de la muestra con el uso de anestesia local con lidocaína 2%. En los pacientes con infecciones sobreañadidas se tratará la infección y no se realizará la toma de muestra para biopsia hasta que la piel esté curada de la infección. El resultado será colocado en la historia clínica del paciente.

Marque, por favor, su criterio

Muy adecuado___ Bastante adecuado___ Adecuado___ Poco adecuado___ Inadecuado___

24- En estudios invasivos que necesiten sedación del paciente como TAC, RMN, electroencefalograma y otros, se realizarán en mayores de dos años, y solo en los menores de dos años cuando sea estrictamente necesario para su diagnóstico y seguimiento, bajo vigilancia de los especialistas en anestesia y reanimación.

Marque, por favor, su criterio

Muy adecuado__ Bastante adecuado___ Adecuado___ Poco adecuado___ Inadecuado___

25- En estudios cuyos resultados no sean concluyentes antes de los dos años de edad (fondo de ojo buscando nódulos de Lisch o daño actínico crónico, etc), se realizarán en mayores de dos años, por el especialista.

Marque, por favor, su criterio

Muy adecuado__ Bastante adecuado___ Adecuado___ Poco adecuado___ Inadecuado___

26- No se abusará del uso de estudios que invaden al paciente con radiaciones como TAC, estudios contrastados, radiografías o estudios con sedación, por lo que no serán indicados de rutina, sino ante elementos imprescindibles que ayuden al diagnóstico de la enfermedad o posibles complicaciones, teniendo en cuenta previamente los elementos clínicos que presente el paciente, de esta forma se evitan las mutaciones supresoras tumorales que las radiaciones pueden provocar.

Marque, por favor, su criterio

Muy adecuado__ Bastante adecuado___ Adecuado___ Poco adecuado___
Inadecuado___

27- En las genodermatosis que cursan con afectación de otros órganos y sistemas (incontinencia *pigmenti*, hipomelanosis de Ito, neurofibromatosis, esclerosis tuberosa, síndrome de Ehlers Danlos, así como las que cursan con trastornos metabólicos como porfiria, histiocitosis, fenilcetonuria) serán evaluados por las especialidades que interesen (pediatría, endocrinología, medicina interna, neurología, ortopedia, oftalmología, máxilo facial, estomatología, medicina física y rehabilitación, etc) según la afectación que presenta el paciente y acorde a su edad, realizándoseles los estudios necesarios indicados por estas especialidades (ultrasonografía, estudios oftalmológicos, ecocardiograma, electrocardiograma, entre otros), así como las terapéuticas adecuadas según el grado de afectación.

Marque, por favor, su criterio

Muy adecuado___ Bastante adecuado___ Adecuado___ Poco adecuado___
Inadecuado___

28- Ante la presencia de complicaciones que no ha sido posible resolverlas con terapéutica oral y tópica (piodermitis, micosis cutáneas superficiales, escabiosis, larva *migrans*, virosis cutáneas, dermatitis actínicas agudas), múltiples cuadros de recidivas de piodermitis, agudización de las lesiones cutáneas, cuadros dermatológicos generalizados (eritrodermias, epidermólisis ampollar generalizada) o afectación sistémica (sepsis, trastornos metabólicos, síndrome de respuesta inflamatoria sistémica) se procederá a ingresar al paciente en un hospital que cuente con los recursos necesarios para la mejoría y recuperación

Marque, por favor, su criterio

Muy adecuado___ Bastante adecuado___ Adecuado___ Poco adecuado___ Inadecuado___

29- La terapéutica a escoger tendrá en consideración si el paciente presenta resultados de estudios de farmacogenómica realizados dentro o fuera de Cuba, estos serán tomados en cuenta y se aplicará el principio de la medicina personalizada.

Marque, por favor, su criterio

Muy adecuado___ Bastante adecuado___ Adecuado___ Poco adecuado___ Inadecuado___

30- El tratamiento tópico dependerá del estado de la piel, la edad y el tipo de genodermatosis que presenta el paciente.

Marque, por favor, su criterio

Muy adecuado___ Bastante adecuado___ Adecuado___ Poco adecuado___ Inadecuado___

31- En los lactantes menores de seis meses, se insistirá en la importancia de la lactancia materna y solo se administrará la vitaminoterapia en aquellos que por alguna razón no reciben lactancia materna. La vitaminoterapia y suplementos nutricionales de administrará a través de la dieta, y se apoyará de forma farmacológica cuando sea necesario según el estado clínico de los pacientes en las siguientes genodermatosis:

Vitamina	Genodermatosis	Posología
Vitamina A (Tabletas 25 000UI)	Genodermatosis con daño del tegumento cutáneo o las mucosas(Ictiosis, defecto ectodérmico	1 tableta/día enciclos de un mes(con periodos dedescanso

	congénito, epidermólisis ampollar, *pitiriasis rubra pilaris*, queratodermia palmoplantar, enfermedad de Hailey-Hailey, enfermedad de Darier, etc)	entreciclos no menoresde tres meses)
Vitamina C (Tabletas 500 mg,gotas 7 mg/gota)	Genodermatosis con daño del tegumento cutáneo o las mucosas, además de trastornos de la coagulación (síndrome de Ehlers Danlos)	Niños menores de tres años: 10 gotas/día Mayores de tres años: 1 tableta/día
Vitamina D2 (10 000 UI/ml)	Genodermatosis que no deben exponerse al sol (xeroderma pigmentosos, albinismo)	600 UI (15 µg) 1 gota diaria de Vitamina D2 simple
Vitamina E Tabletas 100 mg	Genodermatosis con daño del tegumento cutáneo o las mucosas.	Mayores de un año: 1 tableta/día en ciclos de un mes (con periodos de descanso entre ciclos no menores de tres meses)
Ácido fólico (1 mg)	Genodermatosis con trastornos de la coagulación.	1 tableta/día

Sulfato de Zinc	Genodermatosis que cursan con inmudeficiencias (Epidermolisis bulosa, ictiosis, enfermedad de Hailey-Hailey, enfermedad de Darier, displasia ectodérmica, albinismo, xeroderma pigmentoso)	Niños menores de tres años: 10 gotas/día Mayores de tres años: 1 tableta/día

Marque, por favor, su criterio

Muy adecuado___ Bastante adecuado___ Adecuado___ Poco adecuado___
Inadecuado___

32- En las genodermatosis con infección piógena (piodermitis) sobreañadida se usarán antibióticos sistémicos.

Marque, por favor, su criterio

Muy adecuado___ Bastante adecuado___ Adecuado___ Poco adecuado___
Inadecuado___

33- En las genodermatosis con infección micótica sobreañadida se usarán antimicóticos tópicos, de preferencia de amplio espectro, y el uso de los antimicóticos sistémicos deberá estar precedido de estudios de función hepática (TGO, TGP).

Marque, por favor, su criterio

Muy adecuado___ Bastante adecuado___ Adecuado___ Poco adecuado___
Inadecuado___

34- Los antihistamínicos serán utilizados en genodermatosis que cursan con prurito como la mastocitosis, pudiendo usarse en esta genodermatosis la combinación de antihistamínicos H1 y H2, así como tratamiento de mantenimiento con ketotifeno o loratadina, previa valoración con especialistas de inmunología y alergia.

Marque, por favor, su criterio

Muy adecuado___ Bastante adecuado___ Adecuado___ Poco adecuado___
Inadecuado___

35- Los corticosteroides sistémicos se usarán en los pacientes con mastocitosis sistémica, previa valoración por las especialidades de dermatología, hematología y/o inmunología y en aquellos con enfermedad de Hailey-Hailey en estado agudo.

Marque, por favor, su criterio

Muy adecuado___ Bastante adecuado___ Adecuado___ Poco adecuado___
Inadecuado___

36- El uso de retinoides tópicos y sistémicos estará reservado para genodermatosis con hiqueratosis marcada (ictiosis epidermolíticas, bebé colodión, *pitiriasis rubra pilaris*, enfermedad de Darier, hiperqueratosis epidermolítica) con estudios de transaminasas hepáticas normales, seguidos cada seis meses con estos estudios. El uso de retinoides sitémicos será con isotretinoina, acitretina o etretinato, comenzando por dosis de 0.5 a 1 mg/Kg hasta la mejoría clínica, luego se irá disminuyendo la dosis progresivamente.

Marque, por favor, su criterio

Muy adecuado___ Bastante adecuado___ Adecuado___ Poco adecuado___
Inadecuado___

37- En las genodermatosis que cursan con lesiones premalignas o malignas (xeroderma pigmentoso, epidermodisplasia verruciforme) si la lesión es una queratosis actínica única menor de 5 mm será utilizado como variante terapéutica el citóstático tópico 5 flurouracio (efudix), si la lesión mide más de 5 mm se realizará el tratamiento quirúrgico con margen oncológico y biopsia. En los pacientes con lesiones de carcinomas basales múltiples, o localizaciones de difícil acceso quirúrgico se procederá a su evaluación para el uso del heberFERON como variante terapéutica.

Marque, por favor, su criterio

Muy adecuado___ Bastante adecuado___ Adecuado___ Poco adecuado___ Inadecuado___

38- En las genodermatosis que cursan con tumores (neurofibromatosis, esclerosis tuberosa y hemangiomas de gran tamaño con compromiso vascular y de orificios naturales) serán evaluados por el dermatólogo, el cirujano, el máxilo facial (si compromete la región facial) y por el angiólogo (en casos de hemangiomas), si estos especialistas lo consideran necesario porque el tumor provoca trastornos funcionales o estéticos, en los que no sea viable otras opciones terapéuticas más conservadoras, será llevado a cabo el tratamiento quirúrgico.

Marque, por favor, su criterio

Muy adecuado___ Bastante adecuado___ Adecuado___ Poco adecuado___ Inadecuado___

39- En los pacientes con hemangiomas infantiles de gran tamaño, con compromiso vascular y de orificios naturales serán evaluados, por el dermatólogo, el cardiólogo, pediatra y por el angiólogo, si estos especialistas lo consideran necesario y si el paciente cumple los criterios para el uso del propanolol, si no existen contraindicaciones (shock cardiogénico, bradicardia inusal, hipotensión arterial, bloqueo cardíaco mayor en primer grado, insuficiencia cardíaca, asma bronquial e hipersensibilidad al propanolol) y con resultados satisfactorios de los exámenes (ecocardiografía dupler, electroencefalograma, hemograma, coagulograma, glicemia) se procederá a utilizar esta variante terapéutica cumpliendo los protocolos nacionales para el uso del propanolol en el hemangioma infantil: comenzando la primera dosis a 0.33 mg/Kg, luego mantener una dosis a 2 mg/Kg/día repartido en tres subdosis de 0.66 mg/Kg/dosis. Se realizará previo al tratamiento y para su seguimiento.

Marque, por favor, su criterio

Muy adecuado___ Bastante adecuado___ Adecuado___ Poco adecuado___ Inadecuado___

40- En la conducta se tendrá en cuenta el asesoramiento genético, en los tres niveles de atención. La prevención y educación al paciente y sus familiares, se basará en relación a estilos de vida adecuados para la correcta inserción social del paciente y la prevención de complicaciones.

Marque, por favor, su criterio

Muy adecuado___ Bastante adecuado___ Adecuado___ Poco adecuado___ Inadecuado___

41- Es indispensable educar a los pacientes y familiares de niños pequeños afectados de genodermatosis en la realización del autoexamen de la piel en aras de mejorar las manifestaciones y evitar complicaciones.

Marque, por favor, su criterio

Muy adecuado___ Bastante adecuado___ Adecuado___ Poco adecuado___ Inadecuado___

42- En pacientes con antecedentes patológicos personales (APF) o antecedentes patológicos personales (APP) de alguna genodermatosis que se manifiesta desde el nacimiento, presentando daño de la piel que pueda constituir puertas de entrada para posibles infecciones de piel (epidermólisis ampollar, ictiosis laminar), que deseen tener descendencia, además de la consejería genética, se seguirá trimestralmente a la gestante en la consulta provincial multidisciplinaria de genodermatosis, donde se indicarán los estudios que el especialistas de genética clínica considere pertinente (estudios moleculares), acorde con la enfermedad que se sospeche, además se indicará cesárea al término del tercer trimestre del embarazo, para evitar posibles infecciones del recién nacido en su paso por el canal del parto. Así mismo se indicará la césarea en gestantes con APP de síndrome de Ehlers Danlos o síndrome de Marfan, para evitar luxación de la cadera durante el parto.

Marque, por favor, su criterio

Muy adecuado___ Bastante adecuado___ Adecuado___ Poco adecuado___ Inadecuado___

43- En consulta provincial especializada multidisciplinaria de genodermatosis serán atendidos todos los pacientes que se sospeche presentan una genodermatosis independientemente de la edad hasta que se realice el diagnóstico. En aquellas con compromiso de otros órganos y sistemas o de mayor expresividad serán evaluados cada seis meses (mastocitosis, neurofibromatosis, defecto ectodérmico congénito, algunas formas de epidermólisis ampollar, síndrome de Ehlers Danlos, incontinencia pigmenti, enfermedad de Darier, xeroderma pigmentoso, esclerosis tuberosa) y aquellas sin compromiso de otros órganos y sistemas (ictiosis vulgar, queratodermia palmoplantar, epidermólisis ampollar simple, pitiriasis rubra pilaris, poroqueratosis de Mibelli, síndrome de Hailey-Hailey), serán evaluados y seguidos por el dermatólogo y genetista clínico de la áreas de Salud.

Marque, por favor, su criterio

Muy adecuado___ Bastante adecuado___ Adecuado___ Poco adecuado___ Inadecuado___

44- En consulta de dermatología de las áreas de Salud serán atendidos y seguidos todos los pacientes con genodermatosis independientemente de la edad. Siendo valorados al menos una vez al año.

Marque, por favor, su criterio

Muy adecuado___ Bastante adecuado___ Adecuado___ Poco adecuado___ Inadecuado___

45- Serán atendidos en consulta de psicología todos los pacientes de genodermatosis al diagnóstico y en los momentos que lo requieran como en la etapa de adolescencia, y cuando deciden formar familia, por ser estos los momentos en que más difícil le resulta al paciente su adaptación a la enfermedad y la importancia de la estimación y valoración del riesgo genético preconcepcional.

Marque, por favor, su criterio

Muy adecuado___ Bastante adecuado___ Adecuado___ Poco adecuado___ Inadecuado___

46- En los pacientes diagnosticados o con sospecha de xeroderma pigmentoso, se coordinará con Direcciones Municipales y Provinciales de Educación, mediante la colaboración de los trabajadores sociales de las áreas de Salud, para la educación en el hogar en todos los niveles de enseñanza.

Marque, por favor, su criterio

Muy adecuado___ Bastante adecuado___ Adecuado___ Poco adecuado___

Inadecuado___

47- En los pacientes que presentan diagnóstico de alguna genodermatosis y sean sometidos a examen médico por la comisión médica del comité militar deberán presentar el resumen de historia clínica en el que deberá constar los criterios diagnósticos en aquellas genodermatosis que deben cumplir criterios para su diagnóstico y el resultado de la biopsia solo en aquellas que no se diagnóstica mediante criterios diagnósticos.

Marque, por favor, su criterio

Muy adecuado___ Bastante adecuado___ Adecuado___ Poco adecuado___ Inadecuado___

48- En todo momento se cumplirán los principios éticos, manteniéndose la confidencialidad y pidiendo el consentimiento informado del paciente o su tutor (en los menores de edad) ante cualquier proceder invasivo o no invasivo, toma de fotos, o investigación que se vaya a realizar.

Marque, por favor, su criterio

Muy adecuado___ Bastante adecuado___ Adecuado ___ Poco adecuado___ Inadecuado___

Muchas gracias por su tiempo y por la valiosa cooperación que ofrece.

Dra. Yordania Velázquez Avila

Especialista de segundo grado en Dermatología. Master en Enfermedades infecciosas. Profesora auxiliar. Investigadora auxiliar

Aspirante a Dra. Ciencias Médicas

ANEXO 4

Cuestionario de consultas a los expertos relacionado con la relevancia, la pertinencia y los aportes de los resultados.

Estimado colega:

Agradecemos su colaboración y aportes en la elaboración de la metodología para la atención integral a pacientes con genodermatosis monogénicas más comunes, y solicitamos su criterio y valoración de la misma, respecto a la relevancia, pertinencia y aportes de los resultados. Habiendo revisado la misma en documento adjunto, que contiene la metodología, con los protocolo diagnóstico, terapéutico y preventivo, y el algoritmo de seguimiento, en todos los niveles de atención; y cuyos resultados se encuentran publicados en: Metodología para la atención integral a pacientes con genodermatosis. Multimed. ISSN: 1028-4818 RPNS-1853. Grupo II. 2022; 26(6): e2668. Disponible en:

https://revmultimed.sld.cu/index.php/mtm/article/view/2668/2555

Por favor exprese su criterio sobre lo que se expondrá seguidamente, marcando con una X lo que seleccione para su criterio.

Leyenda para seleccionar el criterio:

Muy adecuado: Está de acuerdo con el 100% de lo planteado.

Bastante adecuado: Está de acuerdo con el 75% de lo planteado.

Adecuado: Está de acuerdo con el 50% de lo planteado.

Poco adecuado: Está de acuerdo con el 25% de lo planteado.

Inadecuado: No está de acuerdo de forma absoluta con lo planteado.

Argumente su criterio cuando no esté de acuerdo con lo planteado de forma parcial o totalmente.

1- La metodología es relevante porque existe la necesidad de mejorar la atención integral a los pacientes con genodermatosis monogénicas, que a pesar de presentar una baja incidencia individualmente; consideradas en su conjunto comprenden un gran grupo de enfermedades de difícil diagnóstico, tratamiento y seguimiento, con gran diversidad en los tipos de herencia aún en una misma enfermedad, socialmente son individuos estigmatizados, no se curan y evolucionan con tendencia hacia la cronicidad.

Marque, por favor, su criterio

Muy adecuado___ Bastante adecuado___ Adecuado___ Poco adecuado___ Inadecuado___

2- La metodología es pertinente porque responde a las necesidades que generaron su elaboración.

Marque, por favor, su criterio

Muy adecuado___ Bastante adecuado___ Adecuado___ Poco adecuado___ Inadecuado___

3- Los resultados de los indicadores estadísticos demuestran su aporte práctico y validez.

Marque, por favor, su criterio

Muy adecuado___ Bastante adecuado___ Adecuado___ Poco adecuado___ Inadecuado___

Muchas gracias por su tiempo y por la valiosa cooperación que ofrece.

Dra. Yordania Velázquez Avila

Especialista de segundo grado en Dermatología. Master en Enfermedades infecciosas. Profesora auxiliar. Investigadora auxiliar

Aspirante a Dra. Ciencias Médicas

ANEXO 5

protocolo diagnóstico, terapéutico y preventivo para la atención integral a pacientes con genodermatosis monogénicas más comunes en la Atención primaria de Salud, del DMGM

Justificación

Las genodermatosis constituyen un grupo de afecciones clínicas muy heterogéneas, cuyas principales manifestaciones radican en la piel y sus anejos; tienen como elemento común su condicionamiento genético.

El programa nacional de diagnóstico, atención y prevención de enfermedades genéticas y defectos congénitos está fortalecido y sustentado por una red de Centros de genética, integra todos los niveles de atención, cuenta con programas que realizan pruebas especializadas para la pesquisa masiva de enfermedades genéticas y con un gran grupo de especialistas y master en genética clínica que evalúan multidisciplinariamente los casos con otras especialidades de acuerdo con la enfermedad según corresponda; sin embargo, en relación a las genodermatosis, hay que considerar que no se dispone de cobertura para estudios genéticos moleculares; la preparación del Médico General Básico en cuanto al diagnóstico, tratamiento, seguimiento y prevención es prácticamente nulo, lo que condiciona el diagnostico demorado y la falta de prevención de estas afecciones; los dermatólogos las atienden según su experiencia y conocimiento, por lo que precisa de un consenso científico que permita acciones diagnósticas, terapéuticas y preventivas a desarrollar en la atención de estos pacientes.

Existe la necesidad de mejorar la atención integral a los pacientes con genodermatosis porque a pesar de presentar una baja incidencia

individualmente; consideradas en su conjunto comprenden un gran grupo de enfermedades de difícil diagnóstico, tratamiento y seguimiento, con gran diversidad en los tipos de herencia aún en una misma enfermedad, el grado de afectación en individuos de una misma familia dependerá de la expresividad y la penetrancia, socialmente son individuos estigmatizados, no se curan y evolucionan con tendencia hacia la cronicidad.

Objetivo

Es objetivo de este protocolo es establecer el método a seguir para la recepción de los pacientes, diagnóstico, tratamiento y prevención, de las genodermatosis más frecuentes en servicio de consulta especializada multidisciplinaria de atención a pacientes con genodermatosis, a nivel primario de Salud.

Alcance

Este protocolo es aplicable en consulta multidisciplinaria de atención a pacientes con genodermatosis, a nivel primario de Salud.

Principales definiciones

Caso sospechoso de genodermatosis: Individúo que presenta manifestaciones clínicas sugestivas de alguna genodermatosis, sin diagnóstico confirmatorio.

Enfermo: individúo que ha sido diagnosticado de alguna genodermatosis.

Caso portador de un gen afectado: Individúo que no presenta manifestaciones fenotípicas de la enfermedad, pero se ha detectado mediante el árbol genealógico o estudios genéticos moleculares, que presenta el gen afectado en su genoma.

Documentos aplicables y de referencia

HPP-04-01: Reglas para la elaboración de los documentos.

NC ISO 9001: 2015. Sistema de Gestión de la Calidad. Requisitos.

Programa nacional de prevención y control de enfermedades genéticas y defectos congénitos.

Manual de normas y procedimientos. Servicios de Genética médica en Cuba

Seguridad y autonomía de los pacientes

Todos los pacientes serán atendidos garantizándoseles su seguridad y autonomía. Los padres o tutores, o al efecto los familiares acompañantes deberán ser informados y orientados del diagnóstico presuntivo, los estudios complementarios que se le indiquen al paciente, sus resultados, la terapéutica que se le ha de aplicar, las complicaciones que se presenten, el pronóstico, reacciones a fármacos, el diagnóstico definitivo, cómo será el seguimiento médico y las especialidades que formarán el equipo de atención.

Se le dará información mediante charlas educativas encaminadas a la prevención y educación para la Salud para prevenir complicaciones, descompensaciones de la enfermedad, cambios de estilos de vida que le permitan reinsertarse socialmente acorde con las limitaciones de la enfermedad que padece, así como la prevención de infecciones asociadas a la asistencia sanitaria.

En todo momento se cumplirán los principios éticos, manteniéndose la confidencialidad y pidiendo el consentimiento informado del paciente o su tutor (en los menores de edad) ante cualquier proceder invasivo o no invasivo, toma de fotos, o investigación que se vaya a realizar.

En los pacientes diagnosticados o con sospecha de xeroderma pigmentoso, se coordinará con la Dirección Municipal de Educación, mediante la colaboración de los trabajadores sociales de las áreas de Salud, para la educación en el hogar en todos los niveles de enseñanza.

En los pacientes que presentan diagnóstico de alguna genodermatosis y sean sometidos a examen médico por la comisión médica del comité militar deberán presentar el resumen de historia clínica en el que deberá constar los criterios diagnósticos en aquellas genodermatosis que deben cumplir criterios para su diagnóstico y el resultado de la biopsia solo en aquellas que no se diagnóstica mediante criterios diagnósticos.

Sistema de referencia y contrareferencia

Referencia a otros niveles de atención: Cuando la institución no tenga capacidad resolutiva para la atención del caso, se referirá al paciente hacia la consulta multidisciplinaria del DPG, se expedirá la correspondiente orden de remisión para la prestación de servicios.

Los pacientes egresados de hospitales o institutos de referencia serán recibidos con su resumen de egreso o la historia clínica ambulatoria.

Responsabilidades

En la atención primaria es responsabilidad del médico general básico, el dermatólogo y el Máster en genética médica, desarrollar acciones diagnósticas, terapéuticas y preventivas.

Se realizará la interconsulta con otros especialistas en situaciones determinadas que requiera de su evaluación y tratamiento (pediatría, alergia, inmunología, laboratorio clínico, medicina natural y tradicional, microbiología, gastroenterología, cirugía pediátrica, ortopedia, oftalmología, otorrinolaringología, neurología, psicología, entre otros).

Consideraciones diagnósticas

Se realizará anamnesis y examen físico, a todos los pacientes. Además del árbol genealógico, que abarque como mínimo tres generaciones y se identificarán otros miembros afectados en la familia, así como los portadores del gen afectado, teniendo en cuenta el patrón de herencia.

Se realizará el diagnóstico siguiendo el método clínico en aquellas genodermatosis en las que existan criterios mayores y menores establecidos internacionalmente, tales como: neurofibromatosis tipo 1, síndrome de Ehlers Danlos, esclerosis tuberosa, así como aquellas que la clínica pueda ofrecer elementos claves para el diagnóstico. En la mastocitosis se tendrá en cuenta la exploración del signo de Darier, que es patognomónico en esta enfermedad.

Para realizar el diagnóstico diferencial con patologías muy similares, se usará también el método clínico. Por ejemplo:

a)   Para diferenciar el síndrome de Ehlers Danlos del síndrome de Marfan, teniendo en cuenta que en ambas existe hiperlaxitud articular con aracnodactilia, cicatrices atróficas, puede haber alteraciones esqueléticas e hiperextensibilidad de la piel; se tomará como referencia la medición del pliegue cutáneo a nivel del codo, ya que solo en el síndrome de Ehlers Danlos este sobrepasa los 4 cm.

b)   Para diferenciar genodermatosis que cursan con hiperpigmentación de tipo blaschkoide, se esperará a que el niño rebase el año de edad, porque es el periodo necesario para que se establezcan los elementos clínicos en la mayoría de estas afecciones, y se tendrá en cuenta:

-    Si comienza con lesiones eritematovesiculoampollares desde los primeros días de nacimiento, luego se tornan verrugosas, y pasado los seis meses de edad dejan máculas hiperpigmentadas se diagnosticará la incontinencia pigmenti.

-    Si comienza con lesiones eritematovesicoampollares y evoluciona formando lesiones verrugosas hiperpigmentadas, y al año no han cambiado se diagnosticará la hiperqueratosis epidermolítica de tipo blashckloide.

-    Si presenta maculas hiperpigmentadas blaschkoides desde el nacimiento sin otras manifestaciones asociadas se diagnosticará la hipermelanosis lineal arremolinada.

a) Para diferenciar la hipomelanosis de Ito del vitíligo segmentario, que es una dermatosis de tipo epigenética y puede tener antecedentes familiares, se tomará en cuenta que en esta última afección existe acromia y en los bordes de la lesión se observa leucomelanodermia.

b) Para diferenciar la hipomelanosis de Ito de la incontinencia *pigmenti* en su fase acrómica se tendrá en cuenta que en esta última afección existe una historia previa de evolución de la lesión por las fases: Inflamatoria, verrugosa, hiperpigmentada y finalmente hipopigmentación; esta última fase en la incontinencia *pigmenti* se establece en la adolescencia.

c) Para diferenciar la displasia congénita de la atriquia congénita (alopecia congénita) se tendrá en cuenta que en esta última solo existe ausencia del pelo y el resto de los anexos cutáneos están íntegros.

En pacientes que solo presenten manchas café con leche y efélides axilares y/o inguinales serán remitidos al DPGM para definir diagnóstico de neurofibromatosis tipo 1 o el síndrome de Legius.

En el caso de los pacientes con daño actínico crónico con sospecha de xeroderma pigmentoso serán remitidos al DPGM.

Se tendrá en cuenta la cronología de aparición de las manifestaciones clínicas para realizar la exploración física y estudios complementarios.

a. En la neurofibromatosis tipo I

Manifestaciones	Edad de aparición	Exploración
Manchas café con leche	Al nacimiento o primeros meses de edad	Examen dermatológico
Gliomas de la vía óptica	Dos a seis años	RMN
Signo de Crowe	Tres a cinco años	Examen dermatológico
Neurofibromas plexiformes	Tres a cinco años	Examen dermatológico
Nódulos de Lisch	Cinco a ocho años	Fondo de ojo
Neurofibromas cutáneos	Ocho a10 años	Examen dermatológico
Feocromocitoma y otros tumores malignos	De los 10 años en adelante	Estudios imagenológicos

b. En la esclerosis tuberosa

Manifestaciones	Edad de aparición	Exploración
Máculas hipopigmentadas	Al nacimiento o primeros meses deedad	Examen dermatológico
Epilepsia	Primer año de vida	Electroencefalogramay RM a partir de los dos años.

Rabdomiomas cardiacos	Menor de tres años	Ecocardiografía y electrocardipgrama.
Angiomiofibromas faciales	Tres años	Examen dermatológico
Fibromas gingivales	Tres años	Examen dermatológico
Alteraciones neuropsicológicas	Tres a cuatro años	Evaluaciones neuropsicológicas.
Angiomiolipomas renales	Mayores de 10 años	Ecografía abdominal y Controles periódicode la tensión arterial (TA) y la función renal
Placa chagrín	Mayores de 10 años	Examen dermatológico
Fibromas ungueales	Mayores de 10 años	Examen dermatológico
Linfangioleiomiomatosis	Mayores de 18 años	Estudio de función pulmonar y TAC

La dermatoscopía se realizará por el dermatólogo entrenado, y se les realizará a los pacientes, en quienes, el examen dermatoscópico aporte elementos orientadores para el diagnóstico o seguimiento (xeroderma pigmentoso, albinismos, hemangiomas profundos en algunas facomatosis). No se realizará en lesiones infectadas.

Si la dermatoscopia resulta positiva se procederá al tratamiento quirúrgico de la lesión con estudio histopatológico y para la valoración del genetista se remitirá a consulta del DPGN, para, con esa muestra, interesar indicación de estudio molecular.

Ante sospecha de mastocitosis se remitirá a consulta del DPGM.

En las genodermatosis con infección sobreañadida se realizarán estudios microbiológicos (exudados bacteriológicos con antibiograma y exudados micológicos simple y con cultivo) previa valoración por el dermatólogo, el pediatra, el médico general integral o el genetista.

Para el estudio histopatológico se tendrá la valoración del especialista de dermatología y el genetista clínico. Se realizará en las genodermatosis en las que dentro de los criterios clínico se necesita del resultado de la biopsia, y en las que la dermatoscopía y otros estudios complementarios no sean suficientes para el diagnóstico (ictiosis en cualquiera de sus variantes, mastocitosis, defecto ectodérmico congénito, queratodermia palmoplantar, epidermólisis ampollar, incontinencia pigmenti, pitiriasis rubra pilaris, poroqueratosis de Mibelli, enfermedad de Darier, xeroderma pigmentoso) A no ser que sea extremadamente necesario para el diagnóstico no se realizará biopsia de las lesiones en menores de dos años.

Los pacientes que necesiten estudios invasivos serán remitidos a la consulta del DPGM.

En las genodermatosis que cursan con afectación de otros órganos y sistemas (incontinencia pigmenti, hipomelanosis de Ito, neurofibromatosis, esclerosis tuberosa, síndrome de Ehlers Danlos, así como las que cursan con trastornos metabólicos como porfiria, histiocitosis, fenilcetonuria) serán remitidos a consulta de DPGM para ser evaluados por las especialidades que interesen (pediatría, endocrinología, medicina interna, neurología, ortopedia, oftalmología, máxilo facial, estomatología, medicina física y rehabilitación, etc) según la afectación que presenta el paciente y acorde a su edad, realizándoseles los estudios necesarios indicados por estas especialidades (ultrasonografía, estudios oftalmológicos, ecocardiograma, electrocardiograma, entre otros), así como las terapéuticas adecuadas según el grado de afectación.

Ante la presencia de complicaciones que no ha sido posible resolverlas con terapéutica oral y tópica (piodermitis, micosis cutáneas superficiales, escabiosis, larva migrans, virosis cutáneas, dermatitis actínicas agudas), múltiples cuadros de recidivas de piodermitis, agudización de las lesiones cutáneas, cuadros dermatológicos generalizados (eritrodermias, epidermólisis ampollar generalizada) o afectación sistémica (sepsis, trastornos metabólicos, síndrome de respuesta inflamatoria sistémica) se procederá a la remisión del paciente para su ingreso en un hospital que cuente con los recursos necesarios para la mejoría y recuperación del paciente.

Consideraciones terapéuticas

El tratamiento tópico dependerá del estado de la piel, la edad y el tipo de genodermatosis que presenta el paciente.

En los lactantes menores de seis meses, se insistirá en la importancia de la lactancia materna y solo se administrará la vitaminoterapia en aquellos que por alguna razón no reciben lactancia materna. La vitaminoterapia y suplementos nutricionales de administrará a través de la dieta, y se apoyará de forma farmacológica cuando sea necesario según el estado clínico de los pacientes en las siguientes genodermatosis:

Vitamina	Genodermatosis	Posología
Vitamina A (Tabletas 25 000UI)	Genodermatosis con daño del tegumento cutáneo o las mucosas (Ictiosis, defecto ectodérmico congénito, epidermólisis ampollar, *pitiriasis rubra pilaris*, queratodermia palmoplantar, enfermedad de Hailey-Hailey, enfermedad de Darier, etc)	1 tableta/día en ciclos de un mes (con periodos de descanso entre ciclos no menores de tres meses)
Vitamina C (Tabletas 500 mg, gotas 7 mg/gota,)	Genodermatosis con daño del tegumento cutáneo o las mucosas, además de trastornos de la coagulación (síndrome de Ehlers Danlos)	Niños menores de tres años: 10 gotas/día Mayores de tres años: 1 tableta/día
Vitamina D2 (10 000 UI/ml)	genodermatosis que no deben exponerse al sol (xeroderma pigmentosos, albinismo)	600 UI (15 µg) 1 gota diaria de Vitamina D2 simple
Vitamina E Tabletas 100 mg	Genodermatosis con daño del tegumento cutáneo o las mucosas	Mayores de un año: 1 tableta/día enciclos de un mes (con periodos de descanso entre ciclos, no menores de tres meses)

Ácido fólico (1 mg)	Genodermatosis con trastornos de la coagulación	1 tableta/día
Sulfato de Zinc	Genodermatosis que cursan con inmudeficiencias (Epidermolisis bulosa, ictiosis, enfermedad de Hailey-Hailey, enfermedad de Darier, displasia ectodérmica, albinismo, xeroderma pigmentoso)	Niños menores de tres años: 10 gotas/día Mayores de tres años: 1 tableta/día

En las genodermatosis con infección piógena (piodermitis) sobreañadida se usarán antibióticos sistémicos.

En las genodermatosis con infección micótica sobreañadida se usarán antimicóticos tópicos, de preferencia de amplio espectro, y el uso de los antimicóticos sistémicos deberá estar precedido de estudios de función hepática (TGO, TGP).

Los antihistamínicos serán utilizados en genodermatosis que cursan con prurito como la mastocitosis, pudiendo usarse en esta genodermatosis la combinación de antihistamínicos H1 y H2, así como tratamiento de mantenimiento con ketotifeno o loratadina, previa valoración con especialistas de inmunología y alergia.

Los pacientes que necesiten corticosteroides sistémicos como la mastocitosis sistémica, y la enfermedad de Hailey-Hailey en estado agudo, así como los que necesiten retinoides serán remitidos a consulta del DPGM.

En los pacientes con cuadros generalizados o universales de genodermatosis que cursan con estados agudos o sobreagudos de la piel (genodermatosis ampollares como la epidermólisis ampollar de unión), con lesiones eritrodérmicas o ictiosiformes (bebé colodión, feto arlequín, ictiosis laminar) serán remitidos para su hospitalización en Unidad de cuidados progresivos y serán tratados con antibióticos sistémicos.

En las genodermatosis que cursan con lesiones premalignas o malignas (xeroderma pigmentoso, epidermodisplasia verruciforme) si la lesión es una queratosis actínica única menor de 5 mm será utilizado como variante terapéutica el citóstático tópico 5 flurouracio (efudix). Si la lesión mide más de 5 mm se realizará el tratamiento quirúrgico con margen oncológico y biopsia. En los pacientes con lesiones de carcinomas basales múltiples, o localizaciones de difícil acceso quirúrgico se procederá a su evaluación para el uso del heberFERON como variante terapéutica.

En las genodermatosis que cursan con tumores (neurofibromatosis, esclerosis tuberosa y hemangiomas de gran tamaño con compromiso vascular y de orificios naturales) serán remitidos para su evaluación en consulta del DPGM.

Consideraciones preventivas

En la conducta se tendrá en cuenta el asesoramiento genético. La prevención y educación al paciente y sus familiares, se basará en relación a estilos de vida adecuados para la correcta inserción social del paciente y la prevención de complicaciones.

Es indispensable educar a los pacientes y familiares de niños pequeños afectados de genodermatosis en la realización del autoexamen de la piel en aras de mejorar las manifestaciones y evitar complicaciones.

Sistema documentado y registros

En consulta multidisciplinaria de genodermatosis en el área de Salud se le escribirá en la historia clínica del consultorio médico de familia, lo cual facilitará la retroalimentación entre los especialistas que atienden al paciente.

Constituyen registros del protocolo

Hoja de cargo (Modelo 53-12-1 del Ministerio de Salud Pública para Hospitales y Policlínicos).

Registros Genéticos: Se registran todos los casos con diagnósticos de enfermedades genéticas.

Anexos del protocolo

1-   Simbología internacional para la confección del árbol genealógico.

2-   Flujograma del protocolo diagnóstico, terapéutico y preventivo en consultamultidisciplinaria, en la atención primaria de Salud.

Simbología internacional para la confección del árbol genealógico

Sexo masculino

Sexo femenino

Hombre y mujer afectados

Sexo no identificado

Portadores de genes ligados al cromosoma X

Aborto

Señala el propositus

Matrimonio

Unión extramarital

Divorcio

Matrimonio consanguíneo

Heterocigóticos para herencia Autosómico recesivas

Fallecido

Adopción familiar

Adopción no familiar

Aborto espontáneo

Gemelos monocigóticos

Gemelos dicigóticos

Cogocidad desconocida

Matrimonio sin descendencia

Flujograma del protocolo diagnóstico, terapéutico y preventivo en consulta multidisciplinaria, en la atención primaria de Salud

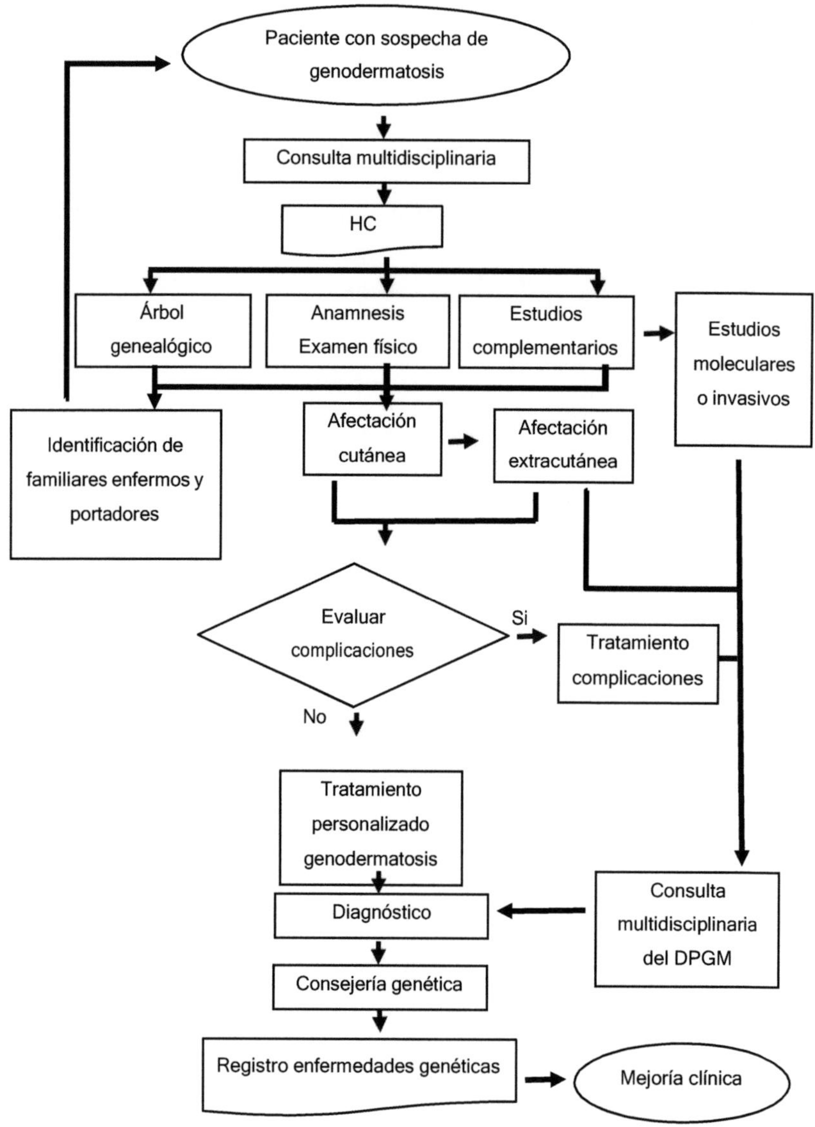

ANEXO 6

protocolo diagnóstico, terapéutico y preventivo para la atención integral a pacientes con genodermatosis monogénicas más comunes en la Atención secundaria de Salud, en el DPGM

Justificación

Las genodermatosis constituyen un grupo de afecciones clínicas muy heterogéneas, cuyas principales manifestaciones radican en la piel y sus anejos; tienen como elemento común su condicionamiento genético.

El programa nacional de diagnóstico, atención y prevención de enfermedades genéticas y defectos congénitos está fortalecido y sustentado por una red de Centros de genética, integra todos los niveles de atención, cuenta con programas que realizan pruebas especializadas para la pesquisa masiva de enfermedades genéticas y con un gran grupo de especialistas y master en genética clínica que evalúan multidisciplinariamente los casos con otras especialidades de acuerdo con la enfermedad según corresponda; sin embargo, en relación a las genodermatosis, hay que considerar que no se dispone de cobertura para estudios genéticos moleculares; la preparación del Médico General Básico en cuanto al diagnóstico, tratamiento, seguimiento y prevención es prácticamente nulo, lo que condiciona el diagnostico demorado y la falta de prevención de estas afecciones; los dermatólogos las atienden según su experiencia y conocimiento, por lo que precisa de un consenso científico que permita acciones diagnósticas, terapéuticas y preventivas a desarrollar en la atención de estos pacientes.

Existe la necesidad de mejorar la atención integral a los pacientes con genodermatosis porque a pesar de presentar una baja incidencia

individualmente; consideradas en su conjunto comprenden un gran grupo de enfermedades de difícil diagnóstico, tratamiento y seguimiento, con gran diversidad en los tipos de herencia aún en una misma enfermedad, el grado de afectación en individuos de una misma familia dependerá de la expresividad y la penetrancia, socialmente son individuos estigmatizados, no se curan y evolucionan con tendencia hacia la cronicidad.

Objetivo

Es objetivo de este protocolo establecer el método a seguir para la recepción de los pacientes, diagnóstico, tratamiento y prevención, de las genodermatosis más frecuentes en servicio de consulta especializada multidisciplinaria de atención a pacientes con genodermatosis, a nivel secundario de Salud.

Alcance

Este protocolo es aplicable en consulta multidisciplinaria de atención a pacientes con genodermatosis, a nivel secundario de Salud.

Principales definiciones

Caso sospechoso de genodermatosis: Indivlúo que presenta manifestaciones clínicas sugestivas de alguna genodermatosis, sin diagnóstico confirmatorio.

Enfermo: indivlúo que ha sido diagnosticado de alguna genodermatosis.

Caso portador de un gen afectado: Indivlúo que no presenta manifestaciones fenotípicas de la enfermedad, pero se ha detectado mediante el árbol genealógico o estudios genéticos moleculares, que presenta el gen afectado en su genoma.

Documentos aplicables y de referencia

HPP-04-01: Reglas para la elaboración de los documentos.

NC ISO 9001: 2015. Sistema de Gestión de la Calidad. Requisitos.

Programa nacional de prevención y control de enfermedades genéticas y defectos congénitos.

Manual de normas y procedimientos. Servicios de Genética médica en Cuba.

Seguridad y autonomía de los pacientes

Todos los pacientes serán atendidos garantizándoseles su seguridad y autonomía. Los padres o tutores, o al efecto los familiares acompañantes deberán ser informados y orientados del diagnóstico presuntivo, los estudios complementarios que se le indiquen al paciente, sus resultados, la terapéutica que se le ha de aplicar, las complicaciones que se presenten, el pronóstico, reacciones a fármacos, el diagnóstico definitivo, cómo será el seguimiento médico y las especialidades que formarán el equipo de atención.

Se le dará información mediante charlas educativas encaminadas a la prevención y educación para la Salud para prevenir complicaciones, descompensaciones de la enfermedad, cambios de estilos de vida que le permitan reinsertarse socialmente acorde con las limitaciones de la enfermedad que padece, así como la prevención de infecciones asociadas a la asistencia sanitaria.

En todo momento se cumplirán los principios éticos, manteniéndose la confidencialidad y pidiendo el consentimiento informado del paciente o su tutor (en los menores de edad) ante cualquier proceder invasivo o no invasivo, toma de fotos, o investigación que se vaya a realizar.

En los pacientes diagnosticados o con sospecha de xeroderma pigmentoso, se coordinará con Direcciones Municipales y Provinciales de Educación, mediante la colaboración de los trabajadores sociales de las áreas de Salud, para la educación en el hogar en todos los niveles de enseñanza.

En los pacientes que presentan diagnóstico de alguna genodermatosis y sean sometidos a examen médico por la comisión médica del comité militar deberán presentar el resumen de historia clínica en el que deberá constar los criterios diagnósticos en aquellas genodermatosis que deben cumplir criterios para su diagnóstico y el resultado de la biopsia solo en aquellas que no se diagnóstica mediante criterios diagnósticos.

Sistema de referencia y contrareferencia

Referencia a otros niveles de atención: Cuando la institución no tenga capacidad resolutiva para la atención del caso, se referirá al paciente hacia una institución previamente establecida como de referencia y/o el CNGM, se expedirá la correspondiente orden de remisión para la prestación de servicios.

Cuando el paciente haya sido terminado de estudiar, será contrareferenciado hacia el área de Salud, con el resultado de los estudios indicados, posible diagnóstico, terapéuticas, complicaciones, seguimiento y sugerencias si se consideran oportunas.

Responsabilidades

En la atención secundaria es responsabilidad del dermatólogo y el especialista en genética médica clínica evaluarlo y en correspondencia con la afectación que presente el paciente, se realizará la interconsulta con otros especialistas en situaciones determinadas que requiera de su evaluación y tratamiento (pediatría, alergia, inmunología, laboratorio clínico, microbiología, cirugía pediátrica, ortopedia, oftalmología, otorrinolaringología, neurología, psicología, entre otros).

Consideraciones diagnósticas

Se realizará anamnesis y examen físico, a todos los pacientes. Además del árbol genealógico, que abarque como mínimo tres generaciones y se identificarán otros miembros afectados en la familia, así como los portadores del gen afectado, teniendo en cuenta el patrón de herencia.

Se realizará el diagnóstico siguiendo el método clínico en aquellas genodermatosis en las que existan criterios mayores y menores establecidos internacionalmente, tales como: neurofibromatosis, síndrome de Ehlers Danlos, esclerosis tuberosa, así como aquellas que la clínica pueda ofrecer elementos claves para el diagnóstico. En la mastocitosis se tendrá en cuenta la exploración del signo de Darier, que es patognomónico en esta enfermedad.

Para realizar el diagnóstico diferencial con patologías muy similares, se usará también el método clínico. Por ejemplo:

a)   Para diferenciar el síndrome de Ehlers Danlos del síndrome de Marfan, teniendo en cuenta que en ambas existe hiperlaxitud articular con aracnodactilia, cicatrices atróficas, puede haber alteraciones esqueléticas e hiperextensibilidad de la piel; se tomará como referencia la medición del pliegue cutáneo a nivel del codo, ya que solo en el síndrome de Ehlers Danlos este sobrepasa los 4 cm.

b)   Para diferenciar genodermatosis que cursan con hiperpigmentación de tipo blaschkoide, se esperará a que el niño rebase el año de edad, porque es el periodo necesario para que se establezcan los elementos clínicos en la mayoría de estas afecciones, y se tendrá en cuenta:

1.   Si comienza con lesiones eritematovesiculoampollares desde los primeros días de nacimiento, luego se tornan verrugosas, y pasado los seis meses de edad dejan máculas hiperpigmentadas se diagnosticará la incontinencia *pigmenti*.

2.   Si comienza con lesiones eritematovesicoampollares y evoluciona formando lesiones verrugosas hiperpigmentadas, y al año no han cambiado se

diagnosticará la hiperqueratosis epidermolítica de tipo blashckloide.

3. Si presenta maculas hiperpigmentadas blaschkoides desde el nacimiento sin otras manifestaciones asociadas se diagnosticará la hipermelanosis lineal arremolinada.

a) Para diferenciar la hipomelanosis de Ito del vitíligo segmentario, que es una dermatosis de tipo epigenética y puede tener antecedentes familiares, se tomará en cuenta que en esta última afección existe acromia y en los bordes de la lesión se observa leucomelanodermia.

b) Para diferenciar la hipomelanosis de Ito de la incontinencia *pigmenti* en su fase acrómica se tendrá en cuenta que en esta última afección existe una historia previa de evolución de la lesión por las fases: Inflamatoria, verrugosa, hiperpigmentada y finalmente hipopigmentación; esta última fase en la incontinencia *pigmenti* se establece en la adolescencia.

c) Para diferenciar la displasia congénita de la atriquia congénita (alopecia congénita) se tendrá en cuenta que en esta última solo existe ausencia del pelo y el resto de los anexos cutáneos están íntegros.

Teniendo en cuenta que tanto la neurofibromatosis tipo 1 como el síndrome de Legius comparten como característica clínica la presencia de manchas café con leche y/o efélides axilares o inguinales; siendo estos elementos clínicos parte de los criterios diagnósticos de la neurofibromatosis tipo 1 y según los mismos basta con dos para el diagnóstico; y tomando en consideración que ambas son afecciones diferentes con alteraciones genéticas propias, se hace necesario proponer modificar los criterios diagnósticos de neurofibromatosis tipo 1 unificando el primer y tercer criterio, de la siguiente forma:

• Seis o más manchas café con leche de 5 mm en pacientes prepuberales y mayores de 15 mm en postpúberes y/o presencia del Signo de Crowe (efélides axilares y/o inguinales).

- Dos o más neurofibromas o un neurofibroma plexiforme.

- Glioma del nervio óptico.

- Dos o más nódulos de Lisch.

- Lesiones óseas típicas (Displasia de las alas esfenoidales o adelgazamiento cortical de huesos largos con o sin seudoartrosis)

- Antecedentes familiares de neurofibromatosis tipo 1 en padres o hermanos (que cumplan con los criterios modificados)

Para el diagnóstico se deben cumplir con dos o más criterios.

Se sugiere para el diagnóstico preciso de la neurofibromatosis tipo 1 y evitar el error diagnóstico con el síndrome de Legius que pasado la edad de 10 años se indicará al paciente y sus padres estudio molecular para NF1.

Si resulta negativo se diagnosticará un síndrome de Legius, y si resulta positivo se diagnosticará como una variante de la neurofibromatosis tipo 1 de poca expresividad. La muestra será tomada en el laboratorio del DPGM y enviada al laboratorio del CNGM.

En el caso de los pacientes con sospecha de xeroderma pigmentoso, en el cual no existe un consenso en la literatura nacional o internacional, sobre los criterios diagnósticos; y tampoco el estudio histopatológico y genético son concluyentes, se propone establecer una serie de criterios que pueden ayudar a realizar el diagnóstico como son:

Criterios mayores:

- fotoenvejecimiento prematuro (combinación de varias de las siguientes lesiones: Hiperplasia de la piel, engrosamiento, arrugas, hiperpigmentación amarilla o rojiza, elastosis solar, telangiectasia)

- Historia familiar de xeroderma pigmentoso en familias consanguíneas.

Criterios menores:

- Fototipo de piel I o II (Según la clasificación de Fitzpatrick).

- Aparición desde edades temprana (antes de los cinco años de edad) de lesiones por fotodaño cutáneo en zonas fotoexpuestas (eritema, quemaduras con ampollas, vesículas, dermatitis actínica, lentigos color café queilitis actínica, efélides).

- Fotodaño ocular (fotofobia, cataratas, melanosis conjuntival).

- Asociación con tumores neoplásicos en otros órganos (tubo digestivo).

- Afectación neurológica.

- Biopsia de piel con lesiones sugestivas de lesiones premalignas (queratosis actínicas).

- Neoplasia cutánea malignas (carcinoma basal, carcinoma epidermoide, melanoma maligno) en edades pediátricas diagnosticadas por dermatoscopia y biopsia.

Tomando como criterios diagnósticos que se cumpla un criterio mayor y dos menores o dos criterios mayores.

El diagnóstico se puede corroborar mediante la positividad a la prueba genética de ensayo cometa que determina daño del ADN (ruptura del ADN). La muestra será tomada en el laboratorio del DPGM y enviada al laboratorio del CNGM.

El genetista clínico debe evaluar siempre al paciente y familiares e indicará los estudios genéticos específicos (estudios moleculares) teniendo en cuenta el tipo de genodermatosis según diagnóstico nosológico presuntivo, independientemente de la edad del paciente.

Se tendrá en cuenta la cronología de aparición de las manifestaciones clínicas para realzar la exploración física y estudios complementarios.

a.   En la neurofibromatosis tipo I

Manifestaciones	Edad de aparición	Exploración
Manchas café con leche	Al nacimiento o primeros meses de edad	Examen dermatológico
Gliomas de la vía óptica	Dos a seis años	RMN
Signo de Crowe	Tres a cinco años	Examen dermatológico
Neurofibromas plexiformes	Tres a cinco años	Examen dermatológico
Nódulos de Lisch	Cinco a ocho años	Fondo de ojo
Neurofibromas cutáneos	Ocho a 10 años	Examen dermatológico
Feocromocitoma y otros tumores malignos	De los 10 años en adelante	Estudios imagenológicos

b.   En la esclerosis tuberosa

Manifestaciones	Edad de aparición	Exploración
Máculas hipopigmentadas	Al nacimiento o primeros meses de edad	Examen dermatológico
Epilepsia	Primer año de vida	Electroencefalograma y RM a partir de los dos años.

Rabdomiomas cardiacos	Menor de tres años	Ecocardiografía y electrocardipgrama.
Angiomiofibromas faciales	Tres años	Examen dermatológico
Fibromas gingivales	Tres años	Examen dermatológico
Alteraciones neuropsicológicas	Tres a cuatro años	Evaluaciones neuropsicológicas.
Angiomiolipomas renales	Mayores de 10 años	Ecografía abdominal y Controles periódicode la tensión arterial (TA) y la función renal
Placa chagrín	Mayores de 10 años	Examen dermatológico
Fibromas ungueales	Mayores de 10 años	Examen dermatológico
Linfangioleiomiomatosis	Mayores de 18 años	Estudio de función pulmonar y TAC

La dermatoscopía se realizará por el dermatólogo entrenado, y se les realizará a los pacientes, en quienes, el examen dermatoscópico aporte elementos orientadores para el diagnóstico o seguimiento (xeroderma pigmentoso, albinismos, hemangiomas profundos en algunas facomatosis). No se realizará en lesiones infectadas.

Si la dermatoscopia resulta positiva se procederá al tratamiento quirúrgico de la lesión con estudio histopatológico y la valoración del genetista para, con esa muestra, interesar indicación de estudio molecular.

Ante sospecha de mastocitosis se buscará afectación sistémica para lo que se realizarán pruebas selectivas e inmunológicas como complemento sérico (ICC, C3, C4), determinación sérica de Ig E, estudios hematológicos como: Conteo de eosinófilos, lámina periférica buscando presencia de mastocitos en sangre periférica y en casos de compromiso sistémico importante, previa valoración con el hematólogo, se realizará estudio de médula ósea.

En las genodermatosis con infección sobreañadida se realizarán estu dios microbiológicos (exudados bacteriológicos con antibiograma y exudados micológicos simple y con cultivo) previa valoración por el dermatólogo, el pediatra, el médico general integral o el genetista.

Para el estudio histopatológico se tendrá la valoración del especialista de dermatología y el genetista clínico. Se realizará en las genodermatosis en las que dentro de los criterios clínico se necesita del resultado de la biopsia, y en las que la dermatoscopía y otros estudios complementarios no sean suficientes para el diagnóstico (ictiosis en cualquiera de sus variantes, mastocitosis, defecto ectodérmico congénito, queratodermia palmoplantar, epidermólisis ampollar, incontinencia pigmenti, pitiriasis rubra pilaris, poroqueratosis de Mibelli, enfermedad de Darier, xeroderma pigmentoso) A no ser que sea extremadamente necesario para el diagnóstico no se realizará biopsia de las lesiones en menores de dos años.

Para realizar biopsia de piel en los niños menores de 10 años de edad, la toma de la muestra se realizará en el quirófano previo uso de anestesia general. En los niños de 10 años o mayores se podrá realizar la toma de la muestra con el uso de anestesia local con lidocaína 2%. En los pacientes con infecciones sobreañadidas se tratará la infección y no se realizará la toma de muestra para biopsia hasta que la piel esté curada de la infección. El resultado será colocado en la historia clínica del paciente.

En estudios invasivos que necesiten sedación del paciente como TAC, RMN, electroencefalograma y otros, se realizarán en mayores de dos años y solo en los menores de dos años cuando sea estrictamente necesario para su diagnóstico y seguimiento, bajo vigilancia de los especialistas en anestesia y reanimación.

En estudios cuyos resultados no sean concluyentes antes de los dos años de edad (fondo de ojo buscando nódulos de Lisch o daño actínico crónico, etc), se realizarán en mayores de dos años, por el especialista.

No se abusará del uso de estudios que invaden al paciente con radiaciones como TAC, estudios contrastados, radiografías o estudios con sedación, por lo que no serán indicados de rutina, sino ante elementos imprescindibles que ayuden al diagnóstico de la enfermedad o posibles complicaciones, teniendo en cuenta previamente los elementos clínicos que presente el paciente, de esta forma se evitan las mutaciones supresoras tumorales que las radiaciones pueden provocar.

En las genodermatosis que cursan con afectación de otros órganos y sistemas (incontinencia pigmenti, hipomelanosis de Ito, neurofibromatosis, esclerosis tuberosa, síndrome de Ehlers Danlos, así como las que cursan con trastornos metabólicos como porfiria, histiocitosis, fenilcetonuria) serán evaluados por las especialidades que interesen (pediatría, endocrinología, medicina interna, neurología, ortopedia, oftalmología, máxilo facial, estomatología, medicina física y rehabilitación, etc) según la afectación que presenta el paciente y acorde a su edad, realizándoseles los estudios necesarios indicados por estas especialidades (ultrasonografía, estudios oftalmológicos, ecocardiograma, electrocardiograma, entre otros), así como las terapéuticas adecuadas según el grado de afectación.

Ante la presencia de complicaciones que no ha sido posible resolverlas con terapéutica oral y tópica (piodermitis, micosis cutáneas superficiales, escabiosis, larva migrans, virosis cutáneas, dermatitis actínicas agudas), múltiples cuadros de recidivas de piodermitis, agudización de las lesiones cutáneas, cuadros dermatológicos generalizados (eritrodermias, epidermólisis ampollar generalizada) o afectación sistémica (sepsis, trastornos metabólicos, síndrome de respuesta inflamatoria sistémica) se procederá a ingresar al paciente en un hospital que cuente con los recursos necesarios para la mejoría y recuperación del paciente.

Consideraciones terapéuticas

La terapéutica a escoger tendrá en consideración si el paciente presenta resultados de estudios de farmacogenómica realizados dentro o fuera de Cuba, estos serán tomados en cuenta y se aplicará el principio de la medicina personalizada.

El tratamiento tópico dependerá del estado de la piel, la edad y el tipo de genodermatosis que presenta el paciente.

En los lactantes menores de seis meses, se insistirá en la importancia de la lactancia materna y solo se administrará la vitaminoterapia en aquellos que por alguna razón no reciben lactancia materna. La vitaminoterapia y suplementos nutricionales se administrará a través de la dieta, y se apoyará de forma farmacológica cuando sea necesario según el estado clínico de los pacientes en las siguientes genodermatosis:

Vitamina	Genodermatosis	Posología
Vitamina A (Tabletas 25 000UI)	Genodermatosis con daño del tegumento cutáneo o las mucosas (Ictiosis, defecto ectodérmico congénito, epidermólisis ampollar, *pitiriasis rubra pilaris*, queratodermia palmoplantar, enfermedad de Hailey-Hailey, enfermedad de Darier, etc)	1 tableta/día en ciclos de un mes (con periodos de descanso entre ciclos no menores de tres meses)
Vitamina C (Tabletas 500 mg, gotas 7 mg/gota,)	Genodermatosis con daño del tegumento cutáneo o las mucosas, además de trastornos de la coagulación (síndrome de Ehlers Danlos)	Niños menor de tresaños: 10 gotas/día Mayores de tres años: 1 tableta/día
Vitamina D2 (10 000 UI/ml)	genodermatosis que no debenexponerse al sol (xeroderma pigmentosos, albinismo)	600 UI (15 µg) 1 gota diaria deVitamina D2 simple

Vitamina E Tabletas 100 mg	Genodermatosis con daño deltegumento cutáneo o las mucosas	Mayores de un año: 1 tableta/día en ciclos de un mes (con periodos de descanso entre ciclos no menores de tres meses)
Ácido fólico (1 mg)	Genodermatosis con trastornos de la coagulación	1 tableta/día
Sulfato de Zinc	Genodermatosis que cursan con inmudeficiencias (Epidermolisis bulosa, ictiosis, enfermedad de Hailey-Hailey, enfermedad de Darier, displasia ectodérmica, albinismo, xeroderma pigmentoso)	Niños menores de tres años: 10 gotas/día Mayores de tres años: 1 tableta/día

En las genodermatosis con infección piógena (piodermitis) sobreañadida se usarán antibióticos sistémicos.

En las genodermatosis con infección micótica sobreañadida se usarán antimicóticos tópicos, de preferencia de amplio espectro, y el uso de los antimicóticos sistémicos deberá estar precedido de estudios de función hepática (TGO, TGP).

Los antihistamínicos serán utilizados en genodermatosis que cursan con prurito como la mastocitosis, pudiendo usarse en esta genodermatosis la combinación de antihistamínicos H1 y H2, así como tratamiento de mantenimiento con ketotifeno o loratadina, previa valoración con especialistas de inmunología y alergia.

Los corticosteroides sistémicos se usarán en los pacientes con mastocitosis sistémica, previa valoración por las especialidades de dermatología, hematología y/o inmunología y en aquellos con enfermedad de Hailey-Hailey en estado agudo.

El uso de retinoides tópicos y sistémicos estará reservado para genodermatosis con hiqueratosis marcada (ictiosis epidermolíticas, bebé colodión, pitiriasis rubra pilaris, enfermedad de Darier, hiperqueratosis epidermolítica) con estudios de transaminasas hepáticas normales, seguidos cada seis meses con estos estudios.

 El uso de retinoides sitémicos será con isotretinoina, acitretina o etretinato, comenzando por dosis de 0.5 a 1 mg/Kg hasta la mejoría clínica luego se irá disminuyendo la dosis progresivamente.

En los pacientes con cuadros generalizados o universales de genodermatosis que cursan con estados agudos o sobreagudos de la piel (genodermatosis ampollares como la epidermólisis ampollar de unión), con lesiones eritrodérmicas o ictiosiformes (bebé colodión, feto arlequín, ictiosis laminar) serán hospitalizados e ingresados en Unidad de cuidados progresivos y serán tratados con antibióticos sistémicos profiláctico por el riesgo de infección debido a las múltiples puertas de entrada.

En las genodermatosis que cursan con lesiones premalignas o malignas (xeroderma pigmentoso, epidermodisplasia verruciforme) si la lesión es una queratosis actínica única menor de 5 mm será utilizado como variante terapéutica el citóstático tópico 5 flurouracio (efudix). Si la lesión mide más de 5 mm se realizará el tratamiento quirúrgico con margen oncológico y biopsia. En los pacientes con lesiones de carcinomas basales múltiples, o localizaciones de difícil acceso quirúrgico se procederá a su evaluación para el uso del heberFERON como variante terapéutica.

En las genodermatosis que cursan con tumores (neurofibromatosis, esclerosis tuberosa y hemangiomas de gran tamaño con compromiso vascular y de orificios naturales) serán evaluados por el dermatólogo, el cirujano, el máxilo facial (si compromete la región facial) y por el angiólogo (en casos de hemangiomas), si estos especialistas lo consideran necesario porque el tumor provoca trastornos funcionales o estéticos, en los que no sea viable otras opciones terapéuticas más conservadoras, será llevado a cabo el tratamiento quirúrgico.

En los pacientes con hemangiomas infantiles de gran tamaño, con compromiso vascular y de orificios naturales serán evaluados, por el dermatólogo, el cardiólogo, pediatra y por el angiólogo, si estos especialistas lo consideran necesario y si el paciente cumple los criterios para el uso del propanolol, si no existen contraindicaciones (shock cardiogénico, bradicardia sinusal, hipotensión arterial, bloqueo cardíaco mayor en primer grado, insuficiencia cardíaca, asma bronquial e hipersensibilidad al propanolol) y con resultados satisfactorios de los exámenes (ecocardiografía dupler, electroencefalograma, hemograma, coagulograma, glicemia) se procederá a utilizar esta variante terapéutica cumpliendo los protocolos nacionales para el uso del propanolol en el hemangioma infantil: comenzando la primera dosis a 0.33 mg/Kg, luego mantener una dosis a 2 mg/Kg/día repartido en tres subdosis de 0.66 mg/Kg/dosis. Se realizará previo al tratamiento y para su seguimiento.

Consideraciones preventivas

En la conducta se tendrá en cuenta el asesoramiento genético, en los tres niveles de atención. La prevención y educación al paciente y sus familiares, se basará en relación a estilos de vida adecuados para la correcta inserción social del paciente y la prevención de complicaciones.

Es indispensable educar a los pacientes y familiares de niños pequeños afectados de genodermatosis en la realización del autoexamen de la piel en aras de mejorar las manifestaciones y evitar complicaciones.

Sistema documentado y registros

En consulta multidisciplinaria de genodermatosis se le escribirá en la historia clínica del consultorio médico de familia, lo cual facilitará la retroalimentación entre los especialistas que atienden al paciente.

Cuando el paciente necesite ser hospitalizado se le escribirá en la historia clínica del hospital y cumpliendo con el sistema de referencia y contrareferencia, al egreso se hará llegar a su área de Salud el resumen de egreso de historia clínica abordando el motivo de consulta, diagnóstico presuntivo, exámenes complementarios, terapéutica, procederes quirúrgicos si estos fueran necesarios aplicarlos, complicaciones, reacciones a medicamentos cuando estas se produzcan, evolución y pronóstico.

Constituyen registros del protocolo

Hoja de cargo (Modelo 53-12-1 del Ministerio de Salud Pública para Hospitales y Policlínicos).

Modelo 241-500-02 del MINSAP relacionado con actividades del programa de genética. Este registro lo trabaja el genetista y permanece en el departamento provincial de Genética médica

Historia clínica genética: Debe incluir datos generales (número de HC, Institución, fecha de inscripción, nombre y apellidos del paciente, edad, color de la piel, dirección, centro y especialidad que remite, área de salud a la que pertenece, municipio, datos generales de la madre y el padre que corresponderá a sus nombres y apellidos, edades, escolaridad y ocupación; debe incluirse además la historia reproductiva), historia prenatal, natal y postnatal, antecedentes familiares, el árbol genealógico, historia perinatal, desarrollo psicomotor, anotaciones de neonatología, historia natural de la enfermedad, examen físico, impresión diagnóstica, exámenes que se indican, interconsultas, orientaciones, discusión diagnóstica, diagnóstico definitivo, asesoramiento genético y evoluciones.

Registros Genéticos de la provincia: Se registran todos los casos con diagnósticos de enfermedades genéticas. En él se plasman los siguientes datos: nombre y apellidos del paciente, edad en años (en los lactantes será la edad en meses) al diagnóstico, sexo, raza, dirección y área de salud, diagnóstico, tipo de herencia y observaciones.

Anexos del protocolo

a) Simbología internacional para la confección del árbol genealógico (Anexo5).

b) Flujograma del protocolo diagnóstico, terapéutico y preventivo en consulta multidisciplinaria, en atención secundaria de Salud.

Flujograma del protocolo diagnóstico, terapéutico y preventivo en consulta multidisciplinaria, en atención secundaria de Salud

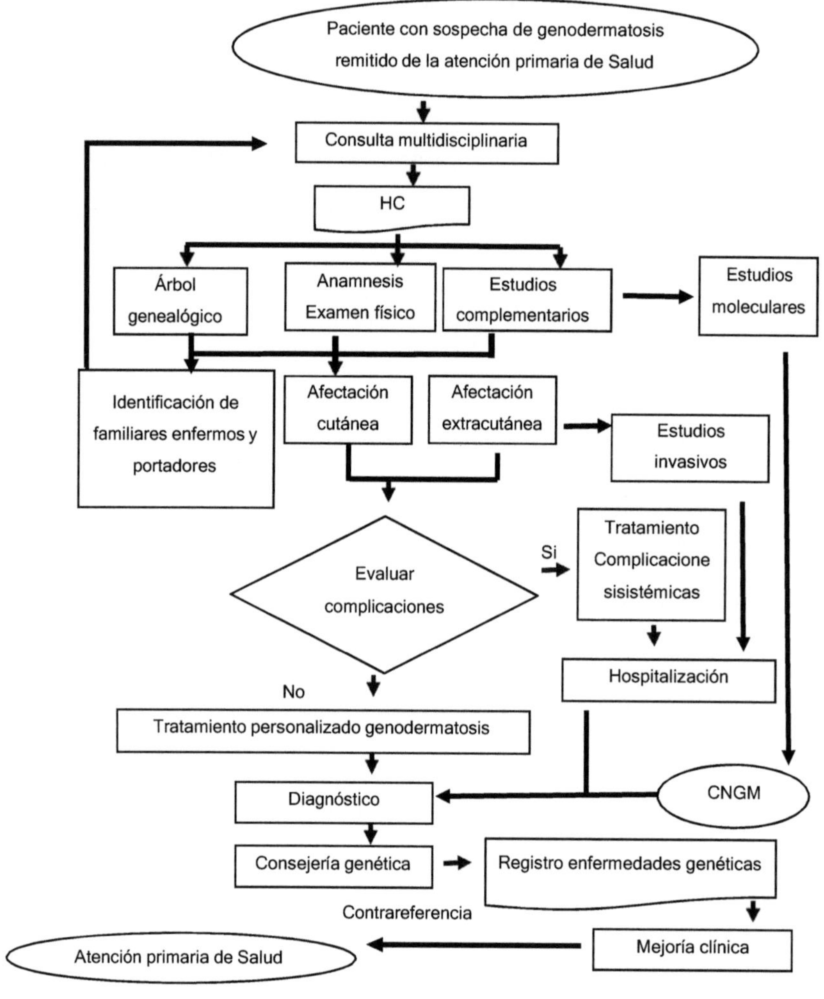

protocolo diagnóstico, terapéutico y preventivo para la atención integral a pacientes con genodermatosis monogénicas más comunes en la Atención terciaria de Salud, en el CNGM

Justificación

Las genodermatosis constituyen un grupo de afecciones clínicas muy heterogéneas, cuyas principales manifestaciones radican en la piel y sus anejos; tienen como elemento común su condicionamiento genético.

El programa nacional de diagnóstico, atención y prevención de enfermedades genéticas y defectos congénitos está fortalecido y sustentado por una red de Centros de genética, integra todos los niveles de atención, cuenta con programas que realizan pruebas especializadas para la pesquisa masiva de enfermedades genéticas y con un gran grupo de especialistas y master en genética clínica que evalúan multidisciplinariamente los casos con otras especialidades de acuerdo con la enfermedad según corresponda; sin embargo, en relación a las genodermatosis, hay que considerar que no se dispone de cobertura para estudios genéticos moleculares; la preparación del Médico General Básico en cuanto al diagnóstico, tratamiento, seguimiento y prevención es prácticamente nulo, lo que condiciona el diagnostico demorado y la falta de prevención de estas afecciones; los dermatólogos las atienden según su experiencia y conocimiento, por lo que precisa de un consenso científico que permita acciones diagnósticas, terapéuticas y preventivas a desarrollar en la atención de estos pacientes.

Existe la necesidad de mejorar la atención integral a los pacientes con genodermatosis porque a pesar de presentar una baja incidencia

individualmente; consideradas en su conjunto comprenden un gran grupo de enfermedades de difícil diagnóstico, tratamiento y seguimiento, con gran diversidad en los tipos de herencia aún en una misma enfermedad, el grado de afectación en individuos de una misma familia dependerá de la expresividad y la penetrancia, socialmente son individuos estigmatizados, no se curan y evolucionan con tendencia hacia la cronicidad.

Objetivo

Es objetivo de este protocolo es establecer el método a seguir para la recepción de los pacientes, diagnóstico, tratamiento y prevención, de las genodermatosis más frecuentes en servicio de consulta especializada multidisciplinaria de atención a pacientes con genodermatosis a nivel terciario de Salud.

Alcance

Este protocolo es aplicable en consulta multidisciplinaria de atención a pacientes con genodermatosis, en la Atención terciaria de Salud, en el CNGM.

Principales definiciones

Caso sospechoso de genodermatosis: Individúo que presenta manifestaciones clínicas sugestivas de alguna genodermatosis, sin diagnóstico confirmatorio.

Enfermo: individúo que ha sido diagnosticado de alguna genodermatosis.

Caso portador de un gen afectado: Individúo que no presenta manifestaciones fenotípicas de la enfermedad, pero se ha detectado mediante el árbol genealógico o estudios genéticos moleculares, que presenta el gen afectado en su genoma.

Documentos aplicables y de referencia

HPP-04-01: Reglas para la elaboración de los documentos.

NC ISO 9001: 2015. Sistema de Gestión de la Calidad. Requisitos.

Programa nacional de prevención y control de enfermedades genéticas ydefectos congénitos.

Manual de normas y procedimientos. Servicios de Genética médica en Cuba.

Seguridad y autonomía de los pacientes

Todos los pacientes serán atendidos garantizándoseles su seguridad y autonomía. Los padres o tutores, o al efecto los familiares acompañantes deberán ser informados y orientados del diagnóstico presuntivo, los estudios complementarios que se le indiquen al paciente, sus resultados, la terapéutica que se le ha de aplicar, las complicaciones que se presenten, el pronóstico, reacciones a fármacos, el diagnóstico definitivo, cómo será el seguimiento médico y las especialidades que formarán el equipo de atención.

Se le dará información mediante charlas educativas encaminadas a la prevención y educación para la Salud para prevenir complicaciones, descompensaciones de la enfermedad, cambios de estilos de vida que le permitan reinsertarse socialmente acorde con las limitaciones de la enfermedad que padece, así como la prevención de infecciones asociadas a la asistencia sanitaria.

En todo momento se cumplirán los principios éticos, manteniéndose la confidencialidad y pidiendo el consentimiento informado del paciente o su tutor (en los menores de edad) ante cualquier proceder invasivo o no invasivo, toma de fotos, o investigación que se vaya a realizar.

Sistema de referencia y contrareferencia

Cuando el paciente haya sido terminado de estudiar, será contrareferenciado hacia el DPGM, con el resultado de los estudios indicados, posible diagnóstico y sugerencias si se consideran oportunas.

Responsabilidades

En la atención terciaria es responsabilidad del especialista en genética médica clínica y el dermatólogo del Centro Nacional de Referencia, en consulta multidisciplinaria, la evaluación de los pacientes y los estudios moleculares especializados.

Consideraciones diagnósticas

Se realizará anamnesis y examen físico, a todos los pacientes remitidos al CNGM. Además del árbol genealógico, que abarque como mínimo tres generaciones y se identificarán otros miembros afectados en la familia, así como los portadores del gen afectado, teniendo en cuenta el patrón de herencia.

Se realizará el diagnóstico siguiendo el método clínico.

Teniendo en cuenta que tanto la neurofibromatosis tipo 1 como el síndrome de Legius comparten como característica clínica la presencia de manchas café con leche y/o efélides axilares o inguinales; siendo estos elementos clínicos parte de los criterios diagnósticos de la neurofibromatosis tipo 1 y según los mismos basta con dos para el diagnóstico; y tomando en consideración que ambas son afecciones diferentes con alteraciones genéticas propias, se hace necesario proponer modificar los criterios diagnósticos de neurofibromatosis tipo 1 unificando el primer y tercer criterio, de la siguiente forma:

- Seis o más manchas café con leche de 5 mm en pacientes prepuberales y mayores de 15 mm en postpúberes y/o presencia del Signo de Crowe (efélides axilares y/o inguinales).

- Dos o más neurofibromas o un neurofibroma plexiforme.

- Glioma del nervio óptico.

- Dos o más nódulos de Lisch.

- Lesiones óseas típicas (Displasia de las alas esfenoidales oadelgazamiento cortical de huesos largos con o sin seudoartrosis).

- Antecedentes familiares de neurofibromatosis tipo 1 en padres o hermanos (que cumplan con los criterios modificados).

Para el diagnóstico se deben cumplir con dos o más criterios.

Se sugiere para el diagnóstico preciso de la neurofibromatosis tipo 1 y evitar el error diagnóstico con el síndrome de Legius que pasado la edad de 10 años se indicará al paciente y sus padres estudio molecular para NF1.

Si resulta negativo se diagnosticará un síndrome de Legius, y si resulta positivo se diagnosticará como una variante de la neurofibromatosis tipo 1 de poca expresividad.

En el caso de los pacientes con sospecha de xeroderma pigmentoso, en el cual no existe un consenso en la literatura nacional o internacional, sobre los criterios diagnósticos; y tampoco el estudio histopatológico y genético son concluyentes, se propone establecer una serie de criterios que pueden ayudar a realizar el diagnóstico como son:

Criterios mayores:

- fotoenvejecimiento prematuro (combinación de varias de las siguientes lesiones: Hiperplasia de la piel, engrosamiento, arrugas, hiperpigmentación amarilla o rojiza, elastosis solar, telangiectasia).

- Historia familiar de xeroderma pigmentoso en familias consanguíneas.

Criterios menores:

- Fototipo de piel I o II (Según la clasificación de Fitzpatrick).

- Aparición desde edades temprana (antes de los cinco años de edad) de lesiones por fotodaño cutáneo en zonas fotoexpuestas (eritema, quemaduras con ampollas, vesículas, dermatitis actínica, lentigos color café, queilitis actínica, efélides).

- Fotodaño ocular (fotofobia, cataratas, melanosis conjuntival).

- Asociación con tumores neoplásicos en otros órganos (tubo digestivo).

- Afectación neurológica.

- Biopsia de piel con lesiones sugestivas de lesiones premalignas (queratosis actínicas).

- Neoplasia cutánea malignas (carcinoma basal, carcinoma epidermoide, melanoma maligno) en edades pediátricas diagnosticadas por dermatoscopia y biopsia.

Tomando como criterios diagnósticos que se cumpla un criterio mayor y dos menores o dos criterios mayores.

El diagnóstico se puede corroborar mediante la positividad a la prueba genética de ensayo cometa que determina daño del ADN (ruptura del ADN).

Se realizará estudio molecular, previa valoración por el genetista clínico del DPGM. El resultado será colocado en la historia clínica del paciente.

Consideraciones terapéuticas

La terapéutica a escoger tendrá en consideración si el paciente presenta resultados de estudios de farmacogenómica realizados dentro o fuera de Cuba, estos serán tomados en cuenta y se aplicará el principio de la medicina personalizada.

El tratamiento tópico dependerá del estado de la piel, la edad y el tipo de genodermatosis que presenta el paciente.

En los lactantes menores de seis meses, se insistirá en la importancia de la lactancia materna y solo se administrará la vitaminoterapia en aquellos que por alguna razón no reciben lactancia materna. La vitaminoterapia y suplementos nutricionales de administrará a través de la dieta, y se apoyará de forma farmacológica cuando sea necesario según el estado clínico de los pacientes. En las genodermatosis con infección piógena (piodermitis) sobreañadida se usarán antibióticos sistémicos.

En las genodermatosis con infección micótica sobreañadida se usarán antimicóticos tópicos, de preferencia de amplio espectro, y el uso de los antimicóticos sistémicos deberá estar precedido de estudios de función hepática (TGO, TGP).

Los antihistamínicos serán utilizados en genodermatosis que cursan con prurito, previa valoración con especialistas de inmunología y alergia.

Los corticosteroides sistémicos se usarán en los pacientes con mastocitosis sistémica.

El uso de retinoides tópicos y sistémicos estará reservado para genodermatosis con hiqueratosis marcada (ictiosis epidermolíticas, bebé colodión, pitiriasis rubra pilaris, enfermedad de Darier, hiperqueratosis epidermolítica) con estudios de transaminasas hepáticas normales, seguidos cada seis meses con estos estudios.

El uso de retinoides sitémicos será con isotretinoina, acitretina o etretinato, comenzando por dosis de 0.5 a 1 mg/Kg hasta la mejoría clínica luego se irá disminuyendo la dosis progresivamente.

Los pacientes que por el estado clínico pueden usar terapéuticas en el DPGM o su área de Salud, serán contrareferenciados para el cumplimiento de la misma.

Consideraciones preventivas

En la conducta se tendrá en cuenta el asesoramiento genético. La prevención y educación al paciente y sus familiares, se basará en relación a estilos de vida adecuados para la correcta inserción social del paciente y la prevención de complicaciones.

Es indispensable educar a los pacientes y familiares de niños pequeños afectados de genodermatosis en la realización del autoexamen de la piel en aras de mejorar las manifestaciones y evitar complicaciones.

Sistema documentado y registros

En consulta multidisciplinaria de genodermatosis se le escribirá en la historia clínica del consultorio médico de familia, lo cual facilitará la retroalimentación entre los especialistas que atienden al paciente. Al contrareferenciar al paciente se le escribirá en la historia clínica el resumen de egreso abordando el motivo de consulta, diagnóstico presuntivo, exámenes complementarios, terapéutica, complicaciones, reacciones a medicamentos cuando estas se produzcan, evolución y pronóstico.

Constituyen registros del protocolo

Hoja de cargo (Modelo 53-12-1 del Ministerio de Salud Pública para Hospitales y Policlínicos).

Historia clínica genética: Debe incluir datos generales (número de HC, Institución, fecha de inscripción, nombre y apellidos del paciente, edad, color de la piel, dirección, centro y especialidad que remite, área de salud a la que pertenece, municipio, datos generales de la madre y el padre que corresponderá a sus nombres y apellidos, edades, escolaridad y ocupación; debe incluirse además la historia reproductiva), historia prenatal, natal y postnatal, antecedentes familiares, el árbol genealógico, historia perinatal, desarrollo psicomotor, anotaciones de neonatología, historia natural de la enfermedad, examen físico, impresión diagnóstica, exámenes que se indican, interconsultas, orientaciones, discusión

Registros Genéticos nacional: Se registran todos los casos con diagnósticos de enfermedades genéticas. En él se plasman los siguientes datos: nombre y apellidos del paciente, edad en años (en los lactantes será la edad en meses) al diagnóstico, sexo, raza, dirección y área de salud, diagnóstico, tipo de herencia y observaciones.

Anexos del protocolo

1- Simbología internacional para la confección del árbol genealógico (Anexo5).

2- Flujograma del protocolo diagnóstico, terapéutico y preventivo en consulta multidisciplinaria, en atención terciaria de Salud.

Flujograma del protocolo diagnóstico, terapéutico y preventivo en consulta, en atención terciaria de Salud

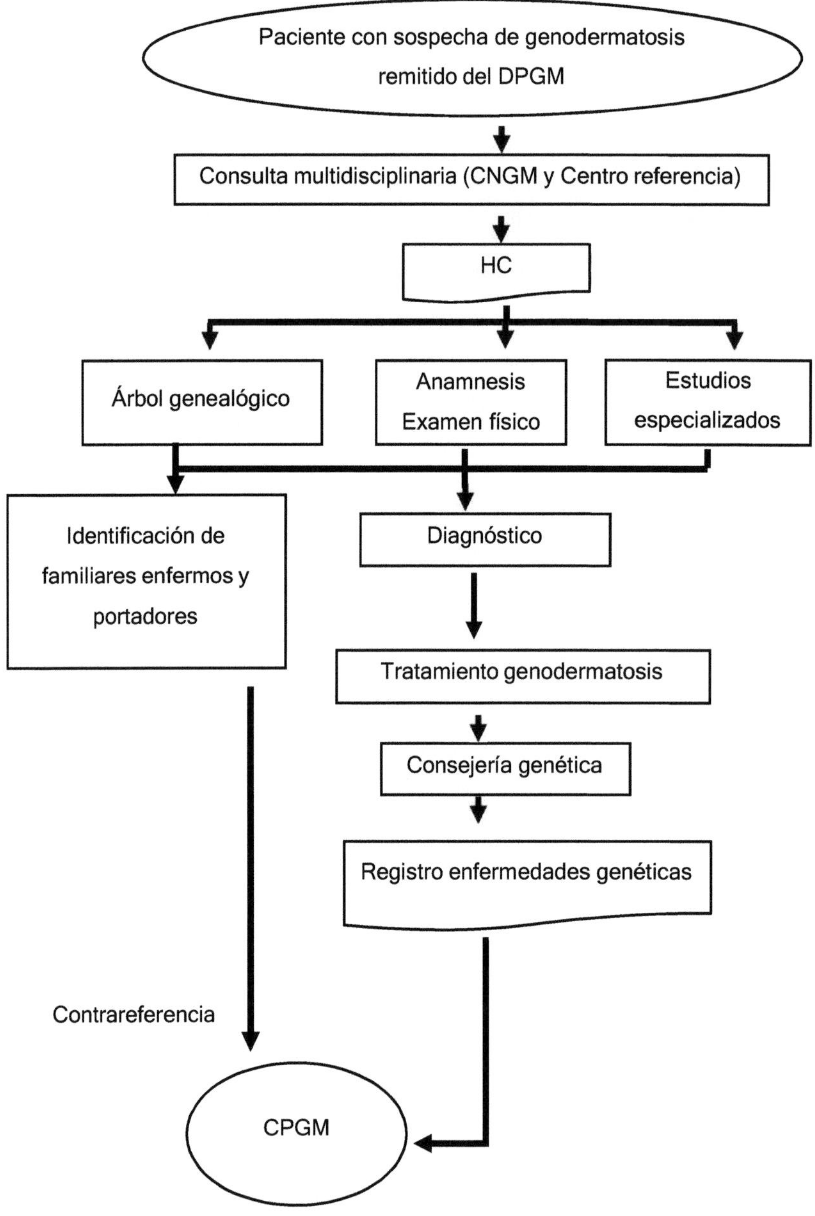

ANEXO 8

Algoritmo de seguimiento

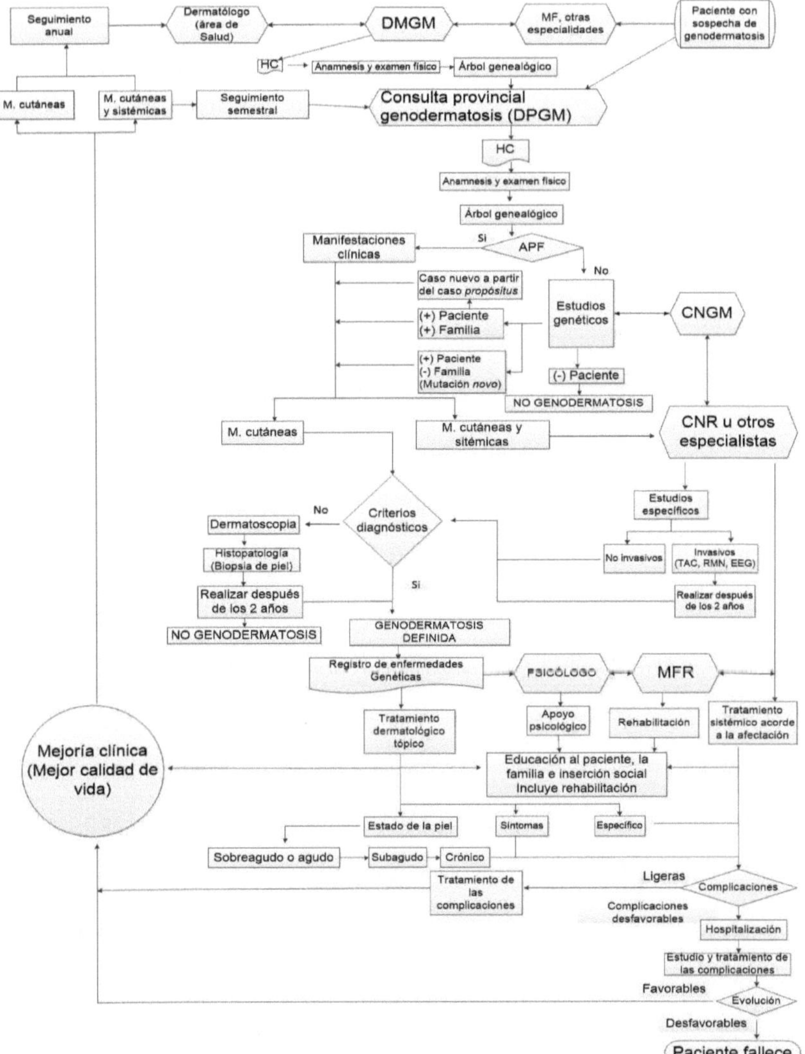

APF: Antecedentes patológicos familiares, CNGM: Centro Nacional de Genética Médica, CNR: Centro Nacional de Referencia, DMGM: Departamento Municipal de Genética Médica, DPGM: Departamento Provincial de Genética Médica, HC: Historia clínica, MF: Médico de la familia, MFR: Medicina física y rehabilitación

ANEXO 9

Ficha técnica del diseño de "Genodermatología", una aplicación que favorece la atención de los pacientes con genodermatosis

Cuando se desarrolla una aplicación médica se suele hacer enfocándola en una especialidad específica. Genodermatología, es una aplicación que nace de la multidisciplinariedad de dos especialidades amplias, en la que una enriquece y complementa a la otra; mostrando un alto nivel de actualización, acorde con los adelantos científicos en ambos campos de las Ciencias Médicas, permite profundizar en estos conocimientos.

Como parte de la elaboración e implementación de una metodología para la atención de pacientes con genodermatosis, se ha desarrollado una aplicación utilizando las herramientas Wordpress 5.7.1, Dreamweave 2021, Apache Cordova 10.0.0, Android Studio 4.1.0.0 para teléfonos celulares androides versión 4.1 o más actualizados, en ella se contempla de forma didáctica y actualizada la protocolización de la atención y un algoritmo de seguimiento para los pacientes con genodermatosis, pudiendo descargarse desde el sitio https://www.apklis.cu y el sitio https://genodermatologia.uptodow.com/android.

En su página de presentación se encuentran las secciones: Inicio, galería, buscar y menú. Dentro de este último se puede encontrar los temas, recursos, búsqueda, información y salir. Dentro de la información acerca de la aplicación se encuentra el apartado de ayuda, donde se le explica a los usuarios cómo funciona la aplicación. Tiene en su diseño un buscador que permite consultar en qué afecciones se encuentra la palabra buscada.

Cuenta con una galería de imágenes que sirven de referencia para el diagnóstico de las distintas enfermedades que se describen y un algoritmo para la atención de los pacientes con genodermatosis. Todas las imágenes han sido aportadas por los autores y fueron obtenidas bajo consentimiento informado previo.

Consta de 38 temas, que incluyen un primer tema sobre las generalidades del campo de la genética y las genodermatosis, 34 temas que abarcan las genodermatosis monogénicas, un tema que aborda las genodermatosis mitocondriales, un tema sobre las genodermatosis cromosómicas y un tema sobre defectos congénitos cutáneos. Contiene el enlace con bases de datos internacionales OMIM (https://omim.org/) y ORPHANET (https://www.orpha.net/), en las cuales el usuario podrá profundizar sus conocimientos sobre estas afecciones.

Se enlaza con otros proyectos de aplicaciones médicas como "Dermatopedia", permitiendo profundizar en la especialidad de dermatología. Se puede contactar con sus páginas promocionales en Facebook, Instagram y Telegram.

Desde junio de 2021 se encuentra disponible en la plataforma cubana https://www.apklis.cu alcanzando hasta octubre de 2023, un total de 2694 descargas con satisfacción, según criterio de los usuarios y en sitio https://genodermatologia.uptodow.com/android desde octubre de 2021, alcanzando hasta octubre de 2023, un total de 817 descargas y satisfacción de los usuarios.

Impactos

Científico-tecnológico: "Genodermatología", es una aplicación basada en la tecnología androide (usada en telefonía celular), que permite generalizar la implementación de una metodología para la atención a los pacientes con genodermatosis, ya que brinda explicaciones didácticas de gran utilidad para todos los profesionales que atienden a estos pacientes, orienta el diagnóstico, seguimiento y educación del paciente y la familia. Sirve de apoyo didáctico para la docencia del pregrado y postgrado de medicina, en el proceso docente educativo de la enseñanza de estas afecciones. Contribuye a mejorar la calidad de vida de los pacientes ya que favorece la educación de estos, de la familia y de la sociedad.

Económicos: Es una aplicación que a pesar de utilizar los avances tecnológicos es de acceso libre de costos, lo que facilita que todas las personas interesadas en utilizarla puedan hacerlo.

Ambiental: Está diseñada de forma que su uso no produce contaminación al medio ambiente y además brinda orientación sobre los cuidados dermatológicos que necesitan los pacientes con genodermatosis.

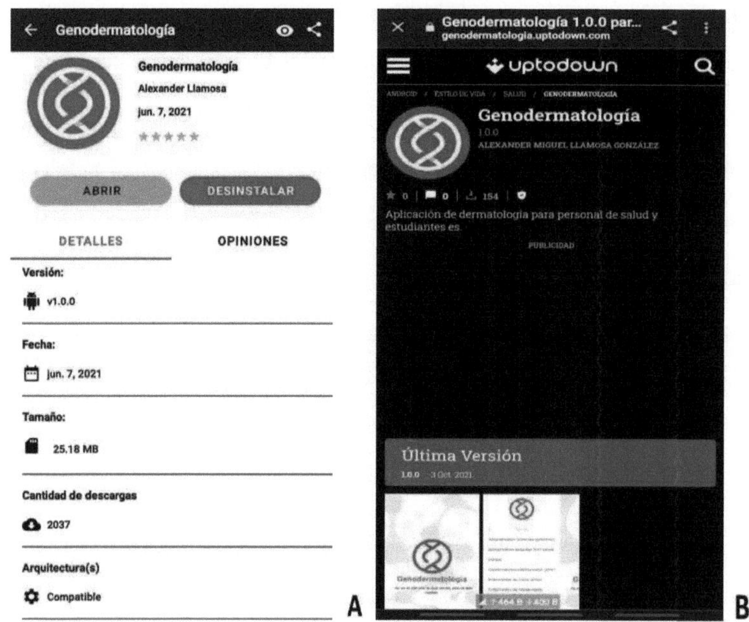

Plataformas para la descarga. A (https://www.apklis.cu);

B (https://genodermatologia.uptodow.com/android)

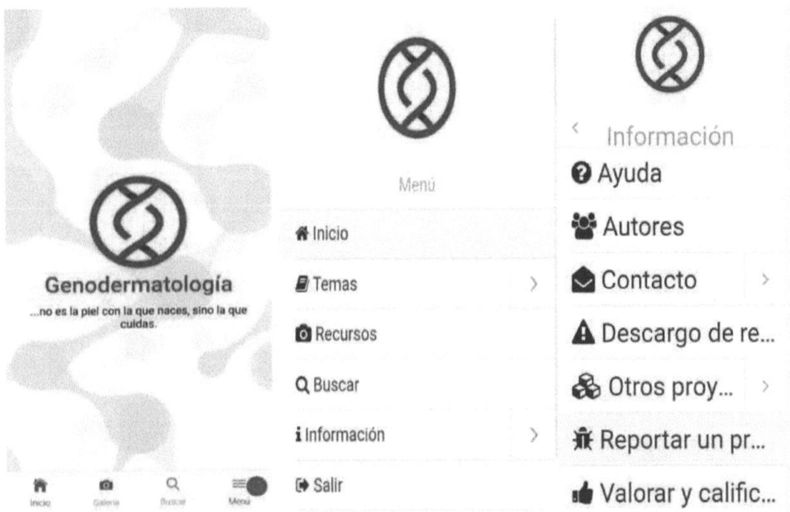

Diseño organizacional de Genodermatología

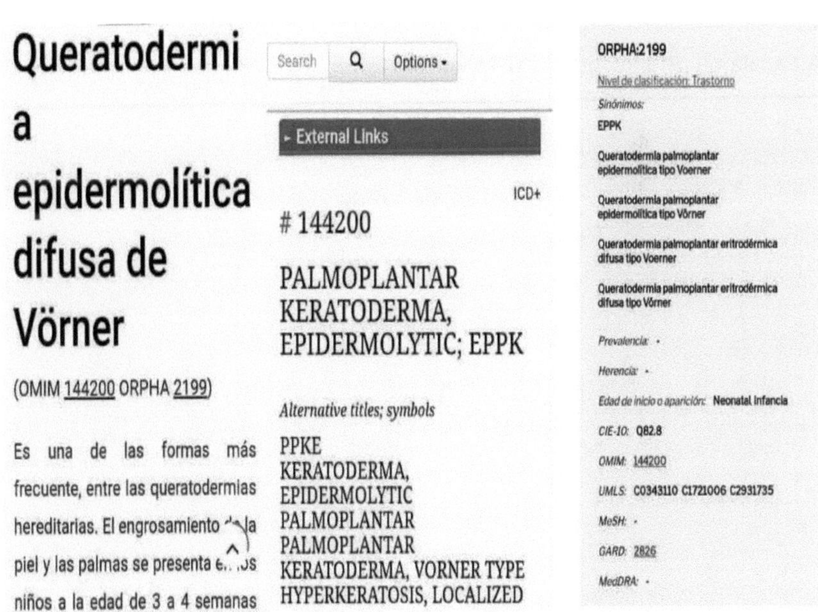

Genodermatología se enlaza con bases de datos internacionales

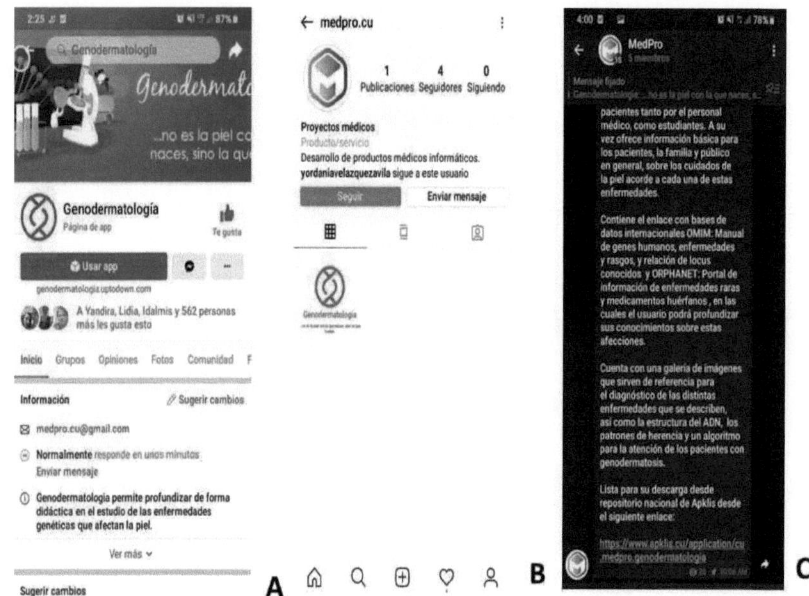

Genodermatología, se puede contactar con sus páginas promocionales.

A:Facebook, B: Instagram y C:Telegram

ANEXO 10

Cuestionario general de calidad de vida en Dermatología (CGCVD)

No	Preguntas	Siempre	Casi siempre	Algunas veces	Casi nunca	Nunca
1	El sonido de las olas del mar me tranquiliza.	No se evalúa				
2	Me siento feliz con mi pareja	5	4	3	2	1
3	Me siento bien cuando me aplico el tratamiento en las lesiones	5	4	3	2	1
4	Me siento seguro(a)	5	4	3	2	1
5	Mi pareja me acepta como soy	5	4	3	2	1
6	Al colocarme al sol se mejoran mis lesiones	5	4	3	2	1
7	La aplicación del tratamiento en mi piel me resulta desagradable	1	2	3	4	5
8	En el trabajo o escuela se empeoran las lesiones de mi piel	1	2	3	4	5
9	Me siento irritado(a) conmigo mismo(a)	1	2	3	4	5
10	Mi pareja me rechaza	1	2	3	4	5
11	Tengo picazón	1	2	3	4	5
12	Mi enfermedad afecta mi asistencia al trabajo o escuela	1	2	3	4	5
13	Reacciono con calma ante mi enfermedad	5	4	3	2	1
14	Me gusta leer	No se evalúa				

		1	2	3	4	5
15	Por mi enfermedad de la piel tengo impedimentos para realizar ejercicios o deportes	1	2	3	4	5
16	Experimento pesimismo con respecto a mi enfermedad	1	2	3	4	5
17	Mi familia me brinda apoyo	5	4	3	2	1
18	Mis lesiones tienen mal olor	1	2	3	4	5
19	Tengo dificultad para realizar actividades recreativas como bailar o bañarme en la playa	1	2	3	4	5
20	Pienso que mi enfermedad no tiene cura	1	2	3	4	5
21	Siento que otros me desprecian	1	2	3	4	5
22	Experimento sensación de ardor en las lesiones	1	2	3	4	5
23	Me complace ir al teatro	No se evalúa				
24	Siento la piel como si me hubiera quemado	1	2	3	4	5
25	Puedo comer sin inconvenientes	5	4	3	2	1
26	Me da pena que me miren	1	2	3	4	5
27	Mi problema en la piel me entorpece visitar amigos y familiares	1	2	3	4	5

28	Pienso que a nadie le interesa mi opinión	1	2	3	4	5
29	Me gusta llamar la atención	5	4	3	2	1
30	Me siento deprimido(a)	1	2	3	4	5
31	Siento que mis amigos me rehúyen	1	2	3	4	5
32	Lloro sin tener motivos	1	2	3	4	5
33	Cuando me pongo al sol empeoran mis lesiones	1	2	3	4	5
34	Al acostarme por la noche pienso mucho en mi enfermedad	1	2	3	4	5
35	Disfruto de las actividades sociales	5	4	3	2	1
36	Cuando me pincho la piel me doy cuenta	5	4	3	2	1
37	Soy rápido(a) y eficiente en los trabajos del hogar	5	4	3	2	1
38	Disfruto de los programas humorísticos	No se evalúa				
39	El médico escucha lo que yo quiero decir	5	4	3	2	1
40	Cuando me quemo en la cocina me doy cuenta	5	4	3	2	1
41	Noto en algunas zonas de mi piel dificultad para sentir el calor	1	2	3	4	5
42	Me duermo con facilidad al acostarme	5	4	3	2	1

43	Estoy impedido(a) para coger una guagua por mi enfermedad de la piel	1	2	3	4	5
44	Tengo trastornos del sueño	1	2	3	4	5
45	Hago amistades con facilidad	5	4	3	2	1
46	Mirar las estrellas me produce paz	No se evalúa				
47	Tengo limitación para usar algunos tipos de calzado debido a mis lesiones dermatológicas	1	2	3	4	5
48	Soy optimista con relación al futuro	5	4	3	2	1
49	Yo logro trasmitirle al médico todas mis inquietudes	5	4	3	2	1
50	Siento miedo de mi Futuro	1	2	3	4	5
51	Me preocupa contagiar mi enfermedad a los demás	1	2	3	4	5
52	Disfruto de mis relaciones sexuales	5	4	3	2	1
53	Me siento cansado(a) al levantarme	1	2	3	4	5
54	Tengo la impresión de que he perdido la confianza en los médicos	1	2	3	4	5

55	Tengo dificultad para conseguir los medicamentos de la piel	1	2	3	4	5
56	La información que he recibido sobre mi enfermedad me satisface	5	4	3	2	1
57	Tengo temor a que mis hijos nazcan con la enfermedad	1	2	3	4	5
58	En mi farmacia encuentro los medicamentos que indica el dermatólogo	5	4	3	2	1
59	Me obsesiona infectar a mi familia	1	2	3	4	5
60	Rechazo hacer el amor	1	2	3	4	5
61	Me siento bien al escuchar música de mi agrado	No se evalúa				

Dimensiones a evaluar:

Dimensión salud física

No.	*Ítem*	Puntos
6	Al colocarme al sol se mejoran mis lesiones.	
7	La aplicación del tratamiento me resulta desagradable.	
11	Tengo picazón.	
18	Mis lesiones tienen mal olor.	
22	Experimento sensación de ardor en las lesiones.	
24	Siento la piel como si me hubiera quemado.	
33	Cuando me pongo al sol empeoran mis lesiones.	

55   Tengo dificultad para realizar cualquier tratamiento.

58   Siempre realizo el tratamiento que me indica el dermatólogo.

Suma de los puntos de las preguntas.

Promedio de los puntos de las preguntas.

Valoración según escala cualitativa.

Dimensión salud funcional

No.	*Ítem*	Puntos

3   Me siento bien con el tratamiento.

8   En el trabajo o la escuela se empeoran las lesiones de mi piel.

12   Mi enfermedad afecta mi asistencia al trabajo o la escuela.

15   Mi enfermedad me impide realizar ejercicios o deporte.

19   Tengo dificultad para realizar actividades recreativas como bailar o bañarme en la playa.

37   Soy rápido (a) y eficiente en los trabajos del hogar.

43   Estoy impedido (a) para coger la guagua por mi enfermedad de la piel.

47 Tengo limitación para usar algunos tipos de calzado debido a mis lesiones dermatológicas.

Suma de los puntos de las preguntas.

Promedio de los puntos de las preguntas.

Valoración según escala cualitativa.

Dimensión salud psicológica

No.	*Ítem*	Puntos

2   Me siento feliz con mi pareja.

4   Me siento seguro (a).

9	Me siento irritado (a) conmigo mismo (a).
13	Reacciono con calma ante mi enfermedad.
16	Experimento pesimismo con respecto a mi enfermedad.
20	Pienso que mi enfermedad no tiene cura.
28	Pienso que a nadie le interesa mi opinión.
30	Me siento deprimido (a).
32	Lloro sin tener motivos.
34	Al acostarme por la noche pienso mucho en mi enfermedad.
42	Me duermo con facilidad al acostarme.
44	Tengo trastornos del sueño.
48	Soy optimista con relación al futuro.
50	Siento miedo de mi futuro.
53	Me siento cansado (a) al levantarme.
60	Rechazo hacer el amor.

Suma de los puntos de las preguntas.

Promedio de los puntos de las preguntas.

Valoración según escala cualitativa.

Dimensión salud social

No.	*Ítem*	**Puntos**
5	Mi pareja me acepta como soy.	
10	Mi pareja me rechaza.	
17	Mi familia me brinda apoyo.	
21	Siento que otros me desprecian.	
25	Puedo comer sin inconvenientes.	
26	Me da pena que me miren.	

27   Mi problema en la piel me entorpece visitar amigos y familiares.

29   Me gusta llamar la atención.

31   Siento que mis amigos me rehúyen.

35   Disfruto de las actividades sociales.

39   El médico escucha lo que yo quiero decir.

45   Hago amistades con facilidad.

49   Yo logro transmitirle al médico todas mis inquietudes.

51   Me preocupa contagiar mi enfermedad a los demás.

52   Disfruto de mis relaciones sexuales.

54   Tengo la impresión de que he perdido la confianza en los médicos.

56   La información que he recibido sobre mi enfermedad me satisface.

57   Tengo temor a que mis hijos nazcan con la enfermedad.

59   Me obsesiona infectar a mi familia.

Suma de los puntos de las preguntas.

Promedio de los puntos de las preguntas.

Valoración según escala cualitativa.

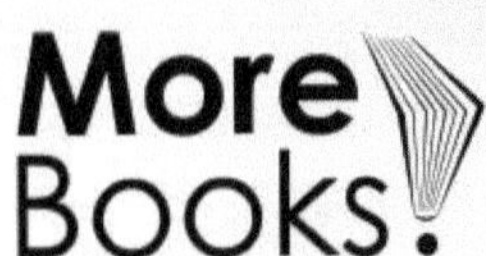

More
Books!

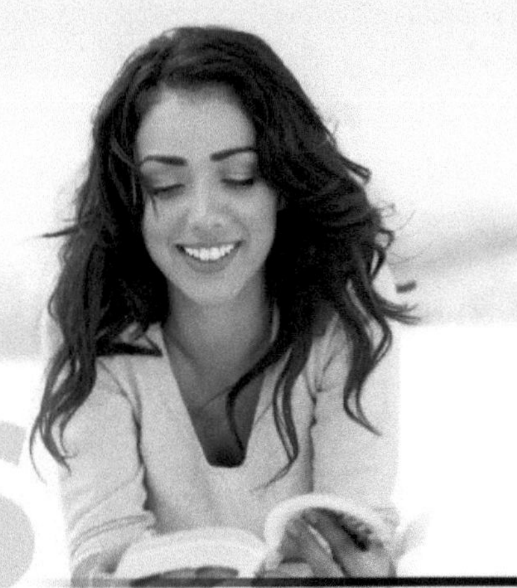

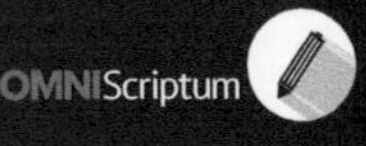

info@omniscriptum.com
www.omniscriptum.com
OMNIScriptum

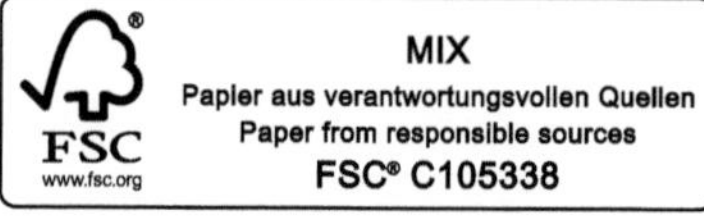

Printed by Books on Demand GmbH, Norderstedt / Germany